临床急危重症护理实践

宋云婷◎主编

四川科学技术出版社

图书在版编目（CIP）数据

临床急危重症护理实践 / 宋云婷主编 . -- 成都：
四川科学技术出版社 , 2024. 9. -- ISBN 978-7-5727
-1511-2

Ⅰ . R472.2

中国国家版本馆 CIP 数据核字第 20241UA229 号

临床急危重症护理实践
LINCHUANG JIWEI ZHONGZHENG HULI SHIJIAN

主　　编　宋云婷
出 品 人　程佳月
责任编辑　唐晓莹
选题策划　鄢孟君
封面设计　星辰创意
责任出版　欧晓春
出版发行　四川科学技术出版社
　　　　　成都市锦江区三色路 238 号　邮政编码　610023
　　　　　官方微博　http://weibo.com/sckjcbs
　　　　　官方微信公众号　sckjcbs
　　　　　传真　028-86361756
成品尺寸　185 mm × 260 mm
印　　张　8
字　　数　160 千
印　　刷　三河市嵩川印刷有限公司
版　　次　2024 年 9 月第 1 版
印　　次　2024 年 12 月第 1 次印刷
定　　价　62.00 元

ISBN 978-7-5727-1511-2

邮　　购：成都市锦江区三色路 238 号新华之星 A 座 25 层　邮政编码：610023
电　　话：028-86361770

编委会

主　编：宋云婷

编　委：宋云婷　徐欢欢　赵　青

前　言

　　急危重症是指各种危及患者的生命或重要器官功能的疾病。随着科学和医疗技术的进步，急危重症患者得到了越来越多的救治机会；同时，急危重症护理技术的快速发展促使护理人员需要不断更新急危重症护理知识，掌握最新急危重症护理技术，掌握各专科急危重症护理技术规范，从而提高救护急危重症患者的水平，改善急危重症患者的生存质量，更好地服务急危重症患者。

　　目前，急危重症护理已经成为护理专业教育中非常重要的课程。本书在编写过程中，遵循"生命第一，时效为先"的急救理念，在介绍急危重症护理的基本理论、基本知识的同时，更注重救护技能的培养，关注现代急危重症护理发展的前沿知识，做到急救理论与救护技能并行，使读者能够熟悉和掌握各种急救知识、技能、原则和过程，培养出急救意识与应变能力。本书介绍了常用救护技术、重症监护病房的管理及护理、常见急危重症的急救护理，并着重论述了消化系统、神经系统急危重症的护理措施，以各系统为基础，从病因、临床表现、诊断、治疗和护理等方面对临床常见急危重症进行了重点介绍。本书资料新颖，叙述详细，条理清楚，具有科学性、先进性、实用性等特点，是一部能提供现代临床急危重症护理相关知识的书籍。希望本书能为医务工作者及医学院校学生提供参考。

　　由于编者水平有限，书中难免存在疏漏或不足之处，恳请广大读者批评指正。

CONTENTS 目录

第一章 常用救护技术

第一节 外伤止血、包扎、固定、搬运

时间就是生命。对于外伤的院前急救，合理有效地止血、包扎、固定、搬运可减少患者伤情的进一步恶化及并发症的发生，为患者入院后的进一步治疗打下良好的基础，为拯救生命赢得宝贵时间。

现场急救原则：先抢后救，先重后轻；先急后缓，先近后远；先止血后包扎，先固定后搬运。

一、止血

合理有效的止血措施对于救助外伤大出血的急危重症患者极为重要，直接关系到该类患者的生命转归。

正常成人的血液占人体体重的 7%～8%，当失血总量达到总血量的 20% 以上时，患者可出现面色苍白、出冷汗、四肢湿冷、呼吸浅而快、心慌气短等症状。当出血量达到总血量的 30% 时，患者可出现意识淡漠甚至昏迷、肢端青紫、呼吸衰竭、脉搏快而弱或摸不清、血压测不出、少尿或无尿，如不及时进行有效的救护可危及生命。

（一）出血的判断

外伤的出血分为内出血和外出血，内出血指血液流向体腔或组织间隙，外出血指血液由创面流出，院前现场急救主要针对外出血。除了对患者判断有无出血外，还需判断出血的部位、出血血管类型，以便采取正确有效的止血方法。

（1）动脉出血呈鲜红色，血液随心脏的收缩呈喷射状流出，出血速度快且量大。

（2）静脉出血呈暗红色，血液持续缓慢不断涌出，出血量逐渐增大。

（3）毛细血管出血呈鲜红色，呈渗出性，危险性小，可自行凝固止血。

伴有大的伤口出血时，如不及时处理，也可引起失血性休克。

（二）止血方法的选择

根据出血部位、出血性质的不同，止血方法也不同。毛细血管出血和静脉出血

一般选用加压包扎止血法。中等或较大动脉出血紧急时可先选用指压止血法，后改用止血带止血法或其他止血方法。常用止血方法有以下几种。

1. 指压止血法

1）目的

用手指、手掌或拳头压迫伤口近心端动脉经过骨骼表面的部位，阻断血液流通，达到临时止血的目的。

2）适应证

中等或较大动脉出血，以及较大范围的静脉和毛细血管出血。指压止血法属应急措施，因动脉血供会有侧支循环，止血效果有限，故应根据现场情况选用适当的止血方法。

3）方法

根据出血部位不同，止血的具体方法也有所不同。

（1）头顶部出血：压迫同侧耳屏前方颧弓根部的搏动点（颞浅动脉），将动脉压向颞骨止血。

（2）颜面部出血：压迫同侧下颌骨下缘、咬肌前缘的搏动点（面动脉），将动脉压向下颌骨止血。

（3）颈部、面深部、头皮部出血：用拇指或其他四指压迫同侧气管外侧与胸锁乳突肌前缘中点之间的强搏动点（颈总动脉），用力压向第5或第6颈椎横突上，达到止血目的。颈总动脉分出的颈内动脉为脑的主要供血动脉，因此绝对禁止同时压迫双侧颈总动脉，以免引起脑缺氧。

（4）头后部出血：压迫同侧耳后乳突下稍后方的搏动点（枕动脉），将动脉压向乳突止血。

（5）肩部、腋部出血：压迫同侧锁骨上窝中部的搏动点（锁骨下动脉），将动脉压向第1肋骨止血。

（6）上臂出血：上肢外展90°，用拇指压迫同侧腋窝的搏动点止血。

（7）前臂出血：压迫同侧肱二头肌内侧沟中部的搏动点（肱动脉），将动脉压向肱骨止血。

（8）手掌、手背出血：压迫手腕横纹稍上处的内、外侧搏动点（尺、桡动脉），将动脉分别压向尺骨和桡骨止血。

（9）大腿出血：大腿及其以下动脉出血，可用双手拇指重叠用力压迫大腿根部腹股沟中点稍下的搏动点（股动脉），将动脉压向耻骨上支止血。

（10）足部出血：用双手示指或拇指压迫足背中部近脚腕处的搏动点（胫前动脉）和足跟与内踝之间的搏动点（胫后动脉）止血。

2. 加压包扎止血法

1）目的

体表及四肢出血，大多数可用加压包扎和抬高肢体达到暂时止血的目的。

2）适应证

小静脉、小动脉或毛细血管出血。

3）方法

将无菌敷料覆盖在伤口上，用绷带或三角巾以适当压力包扎，松紧度以能达到止血为目的。必要时可将手掌放在敷料上均匀加压，一般 20 min 后即可止血。若伤处有骨折，需另加夹板固定。关节脱位及伤口内有碎骨存在时不用此法。

3. 止血带止血法

1）目的

止血带止血法是利用止血带的压力，阻断动脉血流，减少出血，使血液凝固，达到止血的目的。

2）适应证

四肢大动脉出血，或采用加压包扎后不能有效控制大出血时选用。使用不当会造成更严重的出血或肢体缺血性坏死。

3）方法

常用的止血带有充气式止血带和橡皮止血带等，在紧急情况下也可用绷带、布条等代替。使用橡皮止血带时一定要用衬垫保护局部软组织。常用的方法有以下几种。

（1）勒紧止血法：在伤口上部用绷带或三角巾叠成带状或用手头有的布料等勒紧止血，第一道绕扎为衬垫，第二道压在第一道上面，并适当勒紧。

（2）绞紧止血法：将三角巾叠成带状，绕肢体一圈，两端向前拉紧打一活结，并在一头留出一小圈。取小木棒、笔杆、筷子等做绞棒，插在圈内，提起绞棒，绞紧，再将木棍插入小圈，拉紧，固定即可。

（3）橡皮止血带止血法：在肢体的近心端先用棉垫、绷带或布块等物作为衬垫，再用橡皮管沿肢体绕 2～3 圈后固定，借助橡皮管的弹性压迫血管以达到止血的目的。操作时以左手的拇指、示指、中指持止血带的头端，两手将止血带中段适当拉长的尾端绕肢体 1 圈后压住头端，再绕肢体 2 圈，用左手示指、中指夹住尾端后将尾端从止血带下牵出，使之成为一活结，如需放松止血带，将尾端拉出即可。

3）注意事项

（1）部位要准确。止血带应扎在伤口近心端，尽量靠近伤口，不强调"标准位置"。

（2）防止止血带勒伤皮肤。止血带不能直接缠在皮肤上，必须用三角巾、毛巾、衣服等作为衬垫，以免勒伤皮肤，严禁用电线、铁丝、绳索等代替止血带。

（3）松紧适度。采用止血带止血是应急措施，也存在一定危险，过紧会压迫和损害神经和软组织，过松起不到止血作用，以刚好使远端动脉搏动消失、能止血为度。

（4）记录时间，定时放松。上止血带总时间不宜超过 3 h，以免引起缺血、坏死，甚至出现休克危及生命。每隔 30 ～ 60 min 放松一次，每次 2 ～ 3 min，再在稍高部位绑扎止血带，不可在同一部位反复绑扎，放松时注意将伤口压迫以止血。向医院转送时，应向护送者或接收者详细交代扎止血带的时间和放松的时间，以保持止血带绑扎、放松的连续性。

4.填塞止血法

1）目的

填塞止血法主要是使用干净的纱布或无菌的敷料等消毒的材料直接填塞在出血的部位，压迫局部，以此达到减少出血的目的。

2）适应证

用于伤口较局限时，如肩部、腋窝、颈部和大腿根部较大而深的伤口出血，指压止血或加压止血无效时选用。

3）方法

先用镊子夹住消毒棉垫或无菌纱布塞入伤口内，如一块纱布止不住出血，可再加一块纱布，最后用绷带或三角巾绕至背侧部位包扎固定。

二、包扎

（一）目的

包扎的目的是保护伤口免受再污染，固定敷料、药物和骨折位置，压迫止血和减轻疼痛。

（二）适应证

除需暴露疗法外，在体表各部位的伤口均需包扎。

（三）用物

三角巾、多头带、卷轴绷带，紧急情况下如无纱布和绷带可用洁净的毛巾、衣服、被单等。

（四）种类及方法

1.绷带包扎法

1）环形包扎法

环形包扎法为绷带包扎法中最常用、最基本的方法，各种不同的绷带包扎的开始和结束都用这种缠法。要使绷带牢固，环形包扎的第 1 圈可以稍斜缠绕，第 2、3 圈用环形，并把斜出圈外的绷带的一角折回压住，再重叠缠绕，最后用胶布将绷带尾固定或将绷带尾中间剪开分两头，打结固定。适用于额、颈、腕、腰部等粗细均匀的部位。

2）蛇形包扎法

先将绷带缠绕数圈，以绷带宽度为间隔斜行向上缠绕，各圈互不遮盖。适用于夹板固定、需由一处迅速延伸至另一处或做简单固定时。

3）螺旋形包扎法

先将绷带环形缠绕数圈，再把绷带逐渐斜行上缠，每圈盖住前圈的 1/3 ~ 1/2，呈螺旋形。适用于包扎直径基本相同的部位，如上臂、手指、躯干、大腿等。

4）螺旋反折包扎法

先将绷带螺旋形缠绕，到渐粗的部位，每圈缠绕时均将绷带向下反折，并遮盖前圈的 1/3 ~ 1/2，反折部位应相同，使之成一直线。适用于直径大小不等的部位，如前臂、小腿等，不可在伤口上或骨隆突处反折。

5）"8"字形包扎法

在弯曲关节的上下方，把绷带由下而上，再由上而下，做"8"字形来回缠绕，每圈盖住前圈的 1/3 ~ 1/2。适用于屈曲的关节部位，如肘、手掌、膝盖等。

6）回返式包扎法

先将绷带以环形法缠绕数周，由助手在后部将绷带固定，反折后绷带经肢体顶端或残肢断端向后或向前反复包扎，每一来回均覆盖前一次的 1/3 ~ 1/2，直到包住整个伤处顶端，最后将绷带再环绕数圈把反折处压住固定。适用于包扎指端、头部或截肢残端。

2. 三角巾包扎法

三角巾制作简单，应用方便，用法容易掌握，包扎部位广，还可折成带状作为悬吊带或用作肢体创伤及头、眼、下颌、膝、肘、手部较小伤口的包扎；可展开或折成燕尾巾或连成双燕尾巾用于包扎躯干或四肢的大面积创伤。

1）头面部包扎

（1）头顶部包扎法：将三角巾的底边向上反折约两横指宽，正中部放于患者的前额，与眉平齐，顶角经头垂于枕后，三角巾的两底角经两耳上方拉向枕后交叉，压住顶角后经耳上绕到前额打结固定，最后将顶角向上反折嵌入底边内。

（2）风帽式包扎法：将三角巾顶角和底边中央各打一结，呈风帽状，将顶角结放于额前，底边结放在枕部后方，包绕头部，将两底边拉紧，向外反折包绕下颌后拉到枕后，打结即成。

（3）下颌部包扎法：将三角巾折成三四横指宽的带状巾，于1/3处置于下颌处，长端包裹患者下颌经左耳下至枕后，右耳前与短端交叉，长端经下颌下，左耳至头顶与短端打结即成。

（4）面具式包扎法：将三角巾顶角打一结，置于头顶部后将三角巾罩于面部（可在鼻孔、眼睛、口腔处各剪一个小口），将左、右两角拉到枕后交叉，再绕到颈前部打结。也可将顶角结放在下颌，底边平放于头顶并拉向枕后，将底边左、右角提起拉紧，交叉压住底边，两角绕至前额打结。

2）肩、胸部包扎

（1）单肩燕尾巾包扎法：将燕尾巾夹角朝上，置于伤侧肩上。燕尾底边包绕上臂上部打结，两燕尾角分别经胸、背拉到对侧腋下打结。

（2）双肩燕尾巾包扎法：将两燕尾角等大，夹角朝上对准颈后正中部，燕尾披在双肩上，两燕尾角分别经左、右肩拉到腋下与燕尾底角打结。

（3）胸部三角巾包扎法：将三角巾顶角越过伤侧肩，垂向背部，三角巾的中部盖在胸部的伤处下方，两端拉向背部打结，顶角也与该结一起打结。

（4）胸部燕尾巾包扎法：将三角巾折成燕尾巾，并在底部反折一道边，横放于胸部，两角向上，分别放于两肩上并拉至颈后打结，再用顶角带子绕至对侧腋下打结。

3）腹（臀）部三角巾包扎

三角巾顶角朝下，底边横放于脐部，拉紧底角至腰部打结，顶角经会阴拉至臀上方，与底角余头打结。

4）四肢包扎

（1）上肢三角巾包扎法：将三角巾底角打结后套在伤侧手上，余头留长备用，另一底角沿手臂后侧拉到对侧肩上，顶角包裹伤肢，前臂屈至胸前，拉紧两底角打结。

（2）手（足）三角巾包扎法：将手平放于三角巾的顶角中央，手指对准三角巾顶角，底边位于腕部，将顶角提起放在手背上，然后拉起两底角在手背部交叉，再绕回腕部，于掌侧或背侧打结。足的包扎与手相同。

（3）小腿和足部三角巾包扎法：足趾朝向底边，将脚放在三角巾略偏一侧，提起三角巾较长的一侧包裹小腿打结，再用另一侧包足，绕至脚腕踝关节处打结固定。

（4）上臂悬吊包扎法：先将三角巾底边的一端置于健侧胸部，屈曲伤侧肘80°左右，将前臂放在三角巾上后将三角巾反折，使底边的外侧端到伤侧肩部背后与另一端打结，再将三角巾顶角折平用安全针固定（大悬臂带）；或将三角巾叠成带巾，将伤肢屈肘80°用吊带悬吊，两端在颈后打结（小悬臂带）。

（五）注意事项

（1）包扎伤口时，应先简单清创并盖上消毒纱布后再包扎。

（2）根据包扎部位选用适宜的绷带和三角巾等。包扎时松紧适宜，过紧会影响局部血液循环，过松易致敷料脱落或移动。

（3）包扎时需使患者的体位保持舒适。皮肤皱褶处如腋下、乳下、腹股沟等应用棉垫或纱布衬隔，骨隆突处也需用棉垫保护。包扎的肢体需保持功能位置。

（4）包扎方向为自下而上，由左向右，从远心端向近心端包扎，以利于静脉血液的回流。

（5）解除绷带时，先解开固定结或取下胶布，然后用两手互相传递松解。紧急状况下或绷带已被伤口分泌物浸透或干涸时，可用剪刀剪开。

三、固定

（一）目的

限制受伤部位的活动度，减轻疼痛，避免骨折断端等因摩擦而损伤血管、神经甚至重要脏器；同时也利于防治休克，便于患者的搬运。

（二）适应证

所有的四肢骨折均应进行固定，脊柱损伤和骨盆骨折在急救中应相对固定。

（三）用物

最理想的固定器材是夹板，有木质或金属夹板，以及可塑性或充气性塑料夹板。在抢救现场还可因地制宜选用竹板、木棒、镐把、枪托等代替。紧急情况下，可直接借助患者的健侧肢体或躯干进行临时固定。另备纱布、毛巾、衣物、绷带或三角巾等。

（四）骨折临时固定法

1. 锁骨骨折固定

将三角巾折叠成带状，两端分别绕两肩呈"8"字形，毛巾或敷料垫于两腋前上方，拉紧三角巾的两头在背后打结，尽量使两肩后张。还可在背后放一"T"形夹板后在两肩及腰部用绷带包扎固定。如仅一侧锁骨骨折，用三角巾把患侧手臂悬兜于胸前，限制上肢的活动。

2. 肱骨骨折固定

取长、短两块夹板，长夹板置于上臂的后外侧，短夹板置于前内侧，在骨折部位上下两端固定。将肘关节屈曲90°，使前臂呈中立位后用三角巾将上肢悬吊，固定于胸前。

3. 前臂骨折固定

协助患者屈肘90°，拇指向上。取两块合适的夹板，其长度超过肘关节至腕关节的长度，分别置于前臂的内、外侧后用绷带于两端和手掌部固定，再用三角巾将前臂悬吊于胸前，呈功能位。

4. 大腿骨折固定

将一长夹板置于伤腿的外侧，长度自足跟至腋窝部，另将一夹板置于伤腿内侧，长度自足跟至大腿根部，后用绷带或三角巾分段将夹板固定。

5. 小腿骨折固定

取长短相等的夹板两块，长度自足跟至大腿，分别置于伤腿的内、外侧后用绷带分段扎紧。紧急情况下无夹板时，可将患者两下肢并紧，两脚对齐后，将健侧肢体与伤肢分段绷带包扎固定在一起，注意在关节和两小腿之间的空隙处垫以纱布或其他软织物以防包扎后骨折部位损伤加重。

6. 脊柱骨折固定

立即将患者俯卧于硬板上，胸部与腹部垫软枕以避免局部组织受压，为不使其移位，必要时可用绷带固定患者。

（五）注意事项

（1）如有伤口和出血，应先止血、包扎，然后再固定骨折部位。如有休克，应先行抗休克处理。

（2）在处理开放性骨折时，不可把刺出的骨端送回伤口，以免加重感染。

（3）夹板的长度和宽度要与骨折的肢体相适应，其长度必须超过骨折的上、下两个关节。固定时除骨折部位上、下两端外，还要固定上、下两个关节。

（4）夹板不可与皮肤直接接触，其间应垫棉花或其他软织物，尤其在夹板两端、骨隆凸部位和悬空部位应加厚衬垫，防止受压或无效固定。

（5）固定应松紧适度，以免影响血液循环。肢体骨折固定时，须将指（趾）端露出，以便随时观察末梢血液循环情况，如发现指（趾）端苍白、发冷、麻木、疼痛、水肿或青紫，显示血运不良，应立即松开重新固定。

（6）固定中避免不必要的搬动，不可强制患者进行各种活动。

四、搬运

（一）基本原则

现场搬运患者的基本原则是及时、迅速、安全地将患者搬至安全地带，防止再次受伤。现场搬运多为徒手搬运，也可使用专用搬运工具或临时制作的简单搬运工具，切勿因寻找搬运工具而贻误搬运时机。

（二）搬运方法

1. 担架搬运法

担架搬运法是最常用的搬运方法，对于路途较长、病情较重的患者最为适宜。

1）担架的种类

（1）帆布担架：帆布担架构造简单，由帆布一幅、木棒两根、横铁或横木两根、负带两根、扣带两根组成。

（2）绳索担架：用木棒或竹竿两根、横木两根，捆成长方形担架状，然后绕以坚实绳索即成。

（3）被服担架：取衣服两件或长衫大衣翻袖向内成两管，插入木棒两根，再将纽扣妥善仔细扣牢即成。

（4）板式担架：由木板、塑料板或铝合金板制成，四周有可供搬运的拉手空隙。此种担架硬度大，适用于心肺脑复苏及骨折患者。

（5）铲式担架：由铝合金制成的组合担架，沿担架纵轴分为左、右两部分，两部分均为铲形；使用时可将担架从患者身体下插入，使患者在不移动身体的情况下置于担架上；主要用于脊柱、骨盆骨折的患者。

（6）四轮担架：由轻质合金制成并带四个轮子的担架，可从现场平稳地推到救护车、飞机、救生艇等舱内固定好，运至医院后，推入抢救室进行进一步救治，可减少患者痛苦和搬动不当的意外。

2）担架搬运的要领

3～4人为一组，将患者移上担架；患者头部向后，足部向前，以便后面的担架员可随时观察患者的病情变化；担架员步调要一致，平稳前进；向高处抬（如上台阶、上桥）时，前者放低，后者抬高，使患者保持水平状态；下台阶时则相反。

2. 徒手搬运法

在现场找不到担架，或转运路程较近时，可采用徒手搬运法。此法比较消耗患者和搬运者的体力，病情重的患者不宜采用此法。

1）单人搬运法

（1）扶持法：对病情较轻、能够站立行走的患者可采取此法，救护者站在患者一侧，使患者靠近救护者的一臂揽着救护者的头颈，然后救护者用外侧的手牵着患者的手腕，另一只手伸过患者背部扶持患者的腰，使其身体略靠着救护者，扶着行走。

（2）抱持法：患者如能站立，救护者站于患者一侧，一手托其背部，一手托其大腿，将其抱起；患者若有知觉，可让其用手抱住救护者的颈部。

（3）背负法：救护者站在患者前面，呈同一方向，微弯背部，将患者背起，胸部创伤患者不宜采用；如患者卧于地上，不能站立，则救护人员可躺在患者一侧，一手紧握患者后腰，另一手抱其腿，用力翻身，使其负于救护者背上，而后慢慢站起。

2）双人搬运法

（1）椅托式：甲救护者以右膝、乙救护者以左膝跪地，各以一手伸入患者大腿之下并互相紧握，另一手彼此交替支持患者背部。

（2）拉车式：一救护者站在患者头部，两手插到患者腋前，将其抱在怀内；另一救护者站在患者足部，跨在患者两腿中间；两救护者步调一致慢慢抬起患者，使患者卧式前行。

（3）平抱或平抬式：两救护者平排将患者平抱，亦可一前一后、一左一右将患者平抬。

3）多人搬运法

三人并排，将患者抱起齐步一致前进，六人可面对面站立将患者抱起。搬运过程中，动作要轻巧、敏捷、协调一致、避免震动，减少患者痛苦，对转运路途较远的患者，应寻找合适的交通工具进行转送。

3. 特殊患者的搬运方法

1）腹部内脏脱出的患者

对于腹部内脏脱出的患者，应先包扎保护脱出内脏，后搬运。包扎方法：①患者双腿屈曲，腹肌放松，防止内脏继续脱出；②脱出的内脏严禁送回腹腔，防止加重污染，可用大小适当的碗扣住内脏或取患者的腰带做成略大于脱出内脏的环，圈住脱出的脏器后用三角巾包扎固定；③包扎后取仰卧位，屈曲下肢，注意腹部保暖，防止肠管过度胀气。

2）昏迷患者

使患者平卧或俯卧于担架上，头偏向一侧，以利于呼吸道分泌物引流。

3）骨盆损伤的患者

对于骨盆损伤的患者，应先将骨盆用三角巾或大块包伤材料进行环形包扎，然后让患者仰卧于门板或硬质担架上，膝微屈，下部加垫，进行搬运。

4）脊柱损伤的患者

对于脊柱损伤的患者，搬运时应严防颈部和躯干前屈或扭转，应使脊柱保持伸直。颈椎损伤的患者应四人搬动；一人专管头部的牵引固定，保持头部与躯干部成直线；三人蹲在患者同一侧，一人托肩背部，一人托腰臀部，一人托双下肢，同时站起，将患者放在硬质担架上，然后将患者的头部两侧用沙袋固定或用颈托固定颈部。搬运胸腰椎损伤患者时，三人同在患者右侧，一人托肩背部，一人托腰臀部，一人托双下肢，同时起立将患者放到硬质担架上。

5）异物刺入体内的患者

刀子、匕首、钢筋、铁棍以及其他异物因意外刺入体内时，切忌拔出异物再包扎。因为异物可能刺中重要器官或血管，如果盲目将异物拔出，会造成出血不止，甚至出现更严重的伤情。应先包扎后搬运。

（1）包扎方法：先将两块棉垫或替代品安放在异物显露部分的周围，尽可能使其不摇动，然后用棉垫包扎固定，使刺入体内的异物不会脱落。还可制作环形垫，用于包扎有异物的伤口，避免压住伤口中的异物。

（2）搬运方法：搬运时应避免挤压、碰撞，刺入物外露部分较长时，要有专人负责保护刺入物。避免途中震动，以防止刺入物脱出或刺入更深。

（三）注意事项

（1）搬运过程中动作要轻巧、敏捷、步调一致，避免震动，以减轻患者的痛苦。

（2）按不同的伤情和环境采取不同的搬运方法，避免再次损伤或由于搬运不当造成意外伤害。

（3）搬运过程中，应注意观察患者的伤势和病情变化。

第二节　除颤器的应用

一、概述

除颤器是应用电击来抢救和治疗心律失常的一种医疗电子设备。临床上常用于非同步电复律及同步电复律。自问世以来，其大大提高了心搏骤停患者的抢救成功率，并成为非常重要的抢救仪器。

二、目的

（1）在短时间内向心脏通以高能量的脉冲电流，使全部或大部分心肌细胞瞬间同时除极，以消除异位兴奋灶，恢复窦性心律。

（2）瞬间高能电脉冲对心脏紧急非同步电击，消除心室颤动。

三、适应证和禁忌证

（一）适应证

1.非同步电复律适应证

（1）心室颤动者。

（2）心室扑动者。快速室性心动过速伴血流动力学紊乱，QRS[①]波增宽，不能与T波区别者。

2. 同步电复律适应证

（1）新近发生的心房扑动或心房颤动，在去除诱因或使用抗心律失常药物后不能恢复窦性心律者。

（2）室上性心动过速，非洋地黄中毒引起，并对迷走神经刺激或抗心律失常治疗不起反应者。

（3）室性心动过速，抗心律失常治疗无效或伴有血流动力学紊乱者。

（二）禁忌证

（1）缓慢性心律失常包括病态窦房结综合征的患者。

（2）洋地黄过量引起的心律失常（除心室颤动外）的患者。

（3）严重低血钾的患者。

（4）左心房巨大，心房颤动持续一年以上，长期心室率不快者。

（5）伴有高度或完全性房室传导阻滞的心房颤动、心房扑动、房性心动过速的患者。

四、操作步骤

（一）评估患者

（1）全身情况：包括患者意识状态、生命体征、心电图情况。

（2）局部情况：包括患者胸部皮肤有无炎症、损伤或其他情况。

（3）心理状态：对于清醒患者，评估其有无紧张、焦虑、恐惧等情绪及对电复律的态度。

（4）健康知识：对于清醒患者，评估其对防治心律失常相关知识的了解情况。

（二）准备

1. 操作者准备

衣帽整洁，戴口罩，摘下手表及身上金属饰品。向患者及其家属介绍电复律术的目的、过程及可能出现的不适感，以取得患者及其家属的配合。

2. 患者准备

患者及其家属了解电复律术的目的、过程及可能出现的不适感；签署知情同意书。同步电复律患者的特殊准备事项如下。

（1）复律前遵医嘱停用洋地黄类药物 24 ~ 48 h，并给予改善心功能、纠正低钾

[①] QRS波反映在左、右心室除极电位和时间变化，第一个向下的波为 Q 波，向上的波为 R 波，接着向下的波是 S 波。

和酸中毒的药物。有心房颤动者进行抗凝治疗。

（2）复律前 1 ~ 2 天口服奎尼丁，预防转复后复发，服药前监测心电图，观察 QRS 波时限及 QT 间期的变化。

（3）复律当天前 4 h 禁食，排空膀胱。

3. 用物及环境准备

（1）用物准备：除颤器、导电糊、生理盐水、纱布垫、地西泮、心电监护仪及其他抢救物品和药品。电源单相 220 V 三线（带单独接地线），频率 50 Hz；电池供电，机内 12 V，12 A；检查电源接地是否良好，所有的电缆是否正确连接，有无裸露、破损等。

（2）环境准备：室内环境安静、整洁，光线充足。

（三）实施步骤

1. 同步电复律的使用方法

（1）核对患者，向家属说明病情及除颤事宜，若患者清醒给予其解释，以取得配合。

（2）患者去枕平卧于木板床上，充分暴露胸壁。

（3）监测心电图和血压。

（4）连接除颤器导线，接通电源，检查同步性能，选择 R 波较高导联进行示波观察。

（5）适当应用异丙酚、依托咪酯等麻醉药进行麻醉。

（6）选择电能剂量，充电。将除颤器设置为同步状态。选择除颤能量，室性心动过速（除颤能量为 100 ~ 200 J）；阵发性室上性心动过速（除颤能量为 100 ~ 200 J）；心房扑动（除颤能量为 50 ~ 100 J）；心房颤动（除颤能量为 150 ~ 200 J）。

（7）电极放置：将两块电极板用 8 ~ 12 层盐水纱布包裹或涂抹导电糊，负极放于左侧平乳头腋中线，正极放于胸骨右缘第 2 肋间。

（8）采用同步放电，重复进行时，每次间隔 3 min 以上，3 ~ 4 次为限，最大能量 ≤ 400 J。放电时所有人员不得接触患者、病床以及与患者相连的仪器设备，以免触电。

（9）电击后立即进行常规导联心电图，并进行心电、血压、呼吸和意识的监测，一般需持续 1 天。

2. 非同步电复律的使用方法

（1）患者平卧于木板床上，充分暴露胸壁。

（2）选择电能剂量，充电。将除颤器设置为非同步状态，选择除颤能量。使用单相波除颤者，目前推荐采用的除颤能量为 360 J；使用双相波除颤者，美国心脏协会支持首次除颤采用低能量 120 ~ 200 J，不逐级增加的双相波除颤方法具有安全、有效，除颤后复发率低的特点。

（3）电极放置同同步电复律。

（4）听到充电完毕的声音，检查确认操作者及他人均未与患者身体接触后开始放电。

（5）首次除颤后观察即刻心电图。如心室颤动持续存在，可继续除颤，直至转复成功或停止抢救。

（6）若心电监测显示为心电静止，立即给予肾上腺素静脉注射。

（7）除颤过程中与除颤成功后，均需严密监测，并记录心律、心率、呼吸、血压、神志等病情变化。

（8）除颤完毕将电极板清洗干净，整理用物，除颤器充电备用。

五、注意事项

（1）非同步电除颤必须在患者神志不清时进行。

（2）电极板要放置准确，电极板与患者皮肤紧密接触，保证良好导电。

（3）电击时任何人不能接触患者及病床，以免触电。

（4）电击部位皮肤可能有轻度红斑、疼痛或肌肉疼痛，3 ~ 5 天可自行缓解。

第三节　环甲膜穿刺及切开术

一、环甲膜穿刺术

（一）概述

环甲膜穿刺术是在紧急情况下的一种简单、迅速的开放气道措施。

（二）适应证与禁忌证

1. 适应证

各种原因导致的上呼吸道完全性或不完全性梗阻，而短时间内又不能建立其他人工气道者均可用此方法开放气道。

2. 禁忌证

本手术不适用于 3 岁以下小儿。另外，有出血倾向的患者慎用。

（三）操作步骤

1. 评估患者

1）全身情况

评估患者的年龄、病情、意识状态、生命体征等情况。

2）局部情况

评估患者呼吸道梗阻情况。

3）心理状态

评估患者有无紧张、焦虑、恐惧等心理反应，及对环甲膜穿刺术的态度。

4）相关知识

评估患者对环甲膜穿刺术相关知识的了解情况和配合程度。

2. 准备

1）操作者准备

衣帽整洁、洗手、戴口罩；熟悉环甲膜的解剖位置及穿刺方法。

2）患者准备

向患者说明施行环甲膜穿刺术的目的，消除不必要的顾虑。

3）用物准备

环甲膜穿刺针或16号采血用针头或套管针，"T"形管、供氧装置、简易呼吸器、局部麻醉药品、治疗用药、无菌手套等。

4）环境准备

室内温度、湿度适宜，环境安静、整洁，光线充足。

3. 实施步骤

1）患者体位

患者取仰卧位，头尽量后仰；时间允许应该备皮，一般不需麻醉。

2）消毒与定位

常规消毒局部皮肤、铺洞巾。操作者戴无菌手套，在喉结下方用左手示指触摸甲状软骨与环状软骨之间的凹陷，其深部就是膜状结构的环甲膜，即为穿刺点。

3）穿刺

左手拇指、示指分别固定穿刺点两侧皮肤，右手持穿刺针在环甲膜处垂直刺入，有落空感后提示已进入喉腔，患者会有反射性咳嗽，此时立即停止进针，防止进针过深伤及喉后壁及其深部结构；如果用注射器穿刺，针头若在气管中回抽会有空气。如使用套管针，经环甲膜刺入后，将针芯取出，外套管留置于气管内，其显露于皮肤外的一端连接呼吸器。

4）术后处理与健康指导

洗手，整理用物，医疗垃圾按要求分类处理。做详细的穿刺记录。

（四）注意事项

（1）环甲膜穿刺术是不稳定的气道开放操作，患者通气障碍的紧急情况解除后，应改做气管切开或做异物取出等处理。

（2）穿刺时进针不要过深，避免损伤喉后壁黏膜。注射药物前必须确认回抽有空气，确定针尖在喉腔内才能注射。

（3）穿刺用物接口位置要密闭。

（4）若穿刺处出血较多，应注意止血或以灭菌干棉球压迫，以防血液误入气管。

（5）术后如患者咳出少量带血的分泌物，嘱患者勿紧张，一般在 1 ~ 2 天消失。

二、环甲膜切开术

对于病情危急，需立即抢救者，可先行环甲膜切开术，待呼吸困难缓解后，48 h 内再做常规气管切开术。

（一）适应证与禁忌证

1. 适应证

（1）气管异物、颌面和喉外伤、会厌软骨炎，喉痉挛或肿瘤等引起完全或不完全梗阻者。

（2）经口鼻气管插管失败者。

（3）昏迷或脑外伤后咳嗽反射消失而导致呼吸道分泌物堵塞者。

（4）疑有颈椎骨折、脱位需快速开放气道者。

以上情况在需紧急救治的情况下，若条件不允许做常规的气管切开而又不适合或者不能行气管插管时，可行环甲膜切开术，以解除严重的呼吸困难或窒息。

2. 禁忌证

3 岁以下婴幼儿禁用。

（二）操作步骤

1. 评估患者

1）全身情况

评估患者的年龄、病情、意识状态、生命体征等情况。

2）局部情况

评估患者呼吸道梗阻情况。

3）心理状态

评估患者有无紧张、焦虑、恐惧等心理反应及对环甲膜切开术的态度。

4）相关知识

评估患者对环甲膜切开术的相关知识的了解情况和配合程度。

2. 准备

1）操作者准备

衣帽整洁，洗手、戴口罩，将环甲膜切开术用物携至患者床旁。

2）患者准备

向患者说明施行环甲膜切开术的目的，消除不必要的顾虑。

3）用物准备

一般无须特殊准备。有条件者可备气管切开全套包，无条件时（在紧急情况下）用无菌小刀、止血钳、橡皮管代替。

4）环境准备

室内温度、湿度适宜，环境安静、整洁，光线充足。

3. 实施步骤

1）患者体位

患者取仰卧位，肩背部垫一小枕，由专人固定患者头部，使患者保持正中位，头后仰，并维持下颌尖对准前正中线；若呼吸严重困难不能仰卧时，可取半坐卧位，充分显露颈部。

2）消毒、麻醉、铺巾

颈部皮肤消毒后，术者戴无菌手套，铺无菌巾。紧急状态下可暂不消毒和铺巾。

3）定位、穿刺

先摸清甲状软骨的位置，在甲状软骨与环状软骨之间中线上的柔软处即为环甲膜。男性患者于喉结节下方 2～3 cm 处扪及环甲凹陷。左手固定该处皮肤，右手持刀做一横切口，2～3 cm 长，切开皮肤、皮下组织和颈阔肌，显露环甲膜。露出环甲膜后，左手示指插入切口，摸清环甲筋膜及环状软骨的上缘，横形切开环甲膜，环甲膜上的血管沿软骨边缘走行，故切开处应在环甲膜中间，不要靠近甲状软骨和环状软骨，不要切得太深。用手术刀柄或中弯血管钳扩张环甲膜切口直至可插入气管导管，插入合适的气管套管，一般为小号（内径 4 mm）气管导管或金属管或任何桶形管如圆珠笔筒。在危急时刻，任何可以使切口敞开的东西都可以用来建立通气道使患者呼吸通畅。

4）术后处理与健康指导

洗手，整理用物；医疗垃圾按要求分类处理；做详细记录。

（三）注意事项

（1）进刀时用力不可过猛，以免损伤气管后壁。

（2）应避免损伤环状软骨，以免术后引起喉狭窄、发音困难等严重喉功能障碍。

（3）切口部位应接近环状软骨上缘，以免损伤环甲动脉吻合支。

（4）环甲膜切开术只是应急手术，可能引起喉水肿、声带损伤、远期造成声门狭窄等严重后遗症，因此最好在48 h内排除梗阻原因或改行气管插管或气管切开术。

第二章　重症监护病房的管理及护理

重症监护病房（ICU）又称重症加强护理病房，是指受过专门训练的医护人员对急危重症患者集中进行连续的病情监测、强化治疗的特殊医疗场所。ICU 的建设直接体现医院整体医疗实力，已经成为衡量一所医院、一个国家急救医疗水平的重要标准。

第一节　ICU 的设置与管理

一、ICU 的设置

（一）ICU 的运作模式

各医院的 ICU 根据医院的规模、条件设置，目前主要有以下 3 种 ICU 的运作模式。

1. 专科 ICU

专科 ICU 是临床二级科室，大多数从属于某个专业科室管理，专门收治某个专科危重患者。如心内科 ICU、呼吸内科 ICU 等。专科 ICU 对监护、抢救本专科的危重患者具有较丰富的临床经验，但病种单一，不能接收其他专科危重患者。

2. 部分综合 ICU

部分综合 ICU 是一个独立的临床一级科室，即以医院内较大的专业临床科室为基础组成的 ICU，收治医院较大的专业临床科室的所有危重患者，如外科 ICU、内科 ICU 等。

3. 综合 ICU

综合 ICU 是一个独立的临床一级科室，收治医院各科室的危重患者，直接从属于院部管理。其优点在于能科学、合理使用医疗资源，充分发挥高科技医疗设备的优势，因人而异，集中监护、治疗各专科危重患者。综合 ICU 抢救水平代表全院的最高水平。目前国内医院 ICU 以综合 ICU 和专科 ICU 为主。

（二）ICU 的人员配备

ICU 必须配备足够数量的受过专门训练、具备急危重症护理基本知识和基本技能、能够独立工作的医护人员。医生人数与床位数之比应在 0.8 ∶ 1 以上，护士人数与床位数之比应在（2.5 ~ 3）∶ 1 以上，要求护士年轻化和相对固定。护士是 ICU 的主体，承担着监测、治疗、护理等任务，对患者进行 24 h 的监护，直接获得患者第一手的临床资料，并能在患者病情变化的几分钟，甚至几秒钟内给予准确、及时的处理。因此，ICU 的护士都要经过严格筛选和训练，上岗前应进行多科室（包括内科、外科、急诊科等）的轮转实习，然后再进行 ICU 专业监护技术培训，方可上岗。

（三）ICU 的病房设置

1. 地理位置

专科 ICU 一般设在相应专科内。综合 ICU、部分综合 ICU 的位置应尽量设置在离危重患者较近的地方，便于收治和抢救危重患者，靠近联系频繁的相关科室，如化验室、血库、放射科、手术室等，以便于紧急检查、手术、输血和化验等。在横向无法实现"接近"时，可考虑楼上、楼下纵向"接近"。

2. 床位设置

ICU 的床位数设置要根据医院规模、总床位数等来确定。一般情况下，国内三级综合医院综合 ICU 的床位数占全院总床位数的 2% ~ 8%，专科 ICU 的床位数占专科病房床位数的 10% ~ 20%。ICU 床位使用率以 75% 为宜，全年床位平均使用率超过 85% 时则表明 ICU 的床位数不能满足该医院的临床需要，应该扩大规模。ICU 内每张床位占地面积建议以 15 ~ 18 m^2 为宜，床间距大于 1 m，每张床均有围帘，以保证各种护理、抢救措施的实施。

3. 病房布局

ICU 的病房可为开放式、半封闭或全封闭式，ICU 的病房应配备负压隔离病房 1 ~ 2 间。另外，ICU 的病房需有中心监护站，中心监护站原则上应设置在所有病床的中央地区，以稍高出地面，能直接观察到所有病床的扇形设计为佳，内设中心监护仪、记录仪及电子计算机等设备，可以存放病历夹、医嘱本、治疗本及各种记录表格，也是各种监测记录的场所。

（四）ICU 的仪器配备

ICU 的仪器配备应根据 ICU 的规模、财力、任务、专业人员情况及医院的投资环境而定。一般应包括急救设备、治疗设备、监测设备和其他辅助设备。

1. 常用急救设备

常用急救设备主要有简易呼吸器、气管插管和气管切开用物、抢救车等。

2. 常用治疗设备

常用治疗设备有除颤器、呼吸机、临时起搏器、输液泵、微量注射泵、血液净化装置等。

3. 常用监测设备

常用监测设备主要有多功能监护仪、脉搏血氧仪、心电图机、血气分析仪、血流动力学监测设备等。

4. 其他辅助设备

每张病床配备床头灯，床头应安置中心供氧、负压吸引、压缩空气等插头装置，并配备12个以上多功能电源插座。ICU内应有备用电源并可自动转换，及可移动光源，以便进行手术操作，同时还应有紫外线消毒设备等。ICU应使用带有升降功能的输液轨。为减少交叉感染，两床之间最好配有洗手池，自来水开关最好具有自动感应功能，并配备自动吹干机。

二、ICU 的管理

（一）ICU 收治程序与对象

1. 收治程序

（1）ICU 医护人员接到收治患者通知时，要简要询问患者的年龄、性别、诊断情况，同时通知值班医生。

（2）准备床单元，根据掌握的病情准备相应的抢救设备及仪器，如呼吸机等，以便做好抢救准备工作。

（3）患者入 ICU 后，与护送人员认真交接病情和患者用物，并填写交接记录单。

（4）认真评估患者，包括生命体征、意识状态、各种引流管情况、实验室检查结果等，了解专科护理要求，清醒患者可询问饮食结构、生活习惯、心理需求等。

（5）建立 ICU 的护理记录单，告知患者及其家属相关事宜，并签订 ICU 安全告知书。

（6）根据医嘱执行治疗和护理，实行严密监测。

2. 收治对象

ICU 的收治对象是经过集中强化治疗和护理后，能度过危险期而有望恢复的各类危重患者。慢性消耗性疾病的终末状态（如晚期肿瘤患者），不可逆性疾病和不能从 ICU 的监护治疗中获得益处的患者，一般不属于 ICU 的收治范围。

主要收治对象包括：①各种大手术后或年龄较大患者的手术后有可能发生意外

的高危者；②严重的多发伤、复合伤者；③创伤、休克、感染等引起多器官功能障碍综合征者；④心肺脑复苏术后，需对其进行较长时间重要脏器功能支持者；⑤物理、化学因素导致的急危重症，如中毒、中暑、溺水、触电、虫蛇咬伤者；⑥严重水、电解质和酸碱平衡紊乱者；⑦严重的代谢障碍性疾病，如甲状腺、肾上腺和垂体等内分泌危象者；⑧有严重并发症的心肌梗死、严重的心律失常、急性心力衰竭、不稳定型心绞痛者；⑨各种原因所致的大出血、昏迷、抽搐、呼吸衰竭等各系统器官功能不全需要支持者；⑩脏器移植患者术后及其他需要加强监测、救护的患者。

（二）监护内容及监护分级

1. 监护内容

临床上 ICU 监护的内容很多，包括体温、脉搏、呼吸、动脉血压、氧饱和度、中心静脉压、血浆电解质、肺毛细血管楔压、心排血量等 20 余项。

2. 监护分级

根据不同的病种和病情的严重程度，选择适宜的必要的监护项目。临床上一般将监护分为 3 级。

1）一级监护

病情危重，多器官功能衰竭，支持治疗及监护项目累及 2 个器官及以上者。

2）二级监护

病重，支持治疗和监护项目累及 1 个器官者。

3）三级监护

病重，保留无创监护，仍需在 ICU 内观察治疗者。

（三）ICU 质量管理

临床上 ICU 质量管理常用的是急性生理与慢性健康状况评价 Ⅱ（APACHE Ⅱ）评分系统，其意义在于：①能较客观地预测病情严重程度及群体病员死亡率；②可对监护人群所需要的选择性操作进行预测和评估；③有助于指导资源的合理投向，充分发挥 ICU 的效益；④提供客观的比较基础的信息，有助于医疗质量的合理评价。

APACHE Ⅱ 评分系统将患者情况分成 3 部分进行评分。APACHE Ⅱ 评分最高分为 71 分，分值越高，入住 ICU 死亡率越高，预后越差。

1. 急性生理评分

急性生理评分共 12 项，包括体温、平均血压、心率、呼吸频率、动脉血氧分压、动脉血 pH 值、血清 Na^+、血清 K^+、血清肌酐、红细胞比容、白细胞计数、格拉斯哥昏迷量表。

格拉斯哥昏迷量表是用于评定人的意识状态程度的一种评分量表，包括运动反应、语言反应、睁眼反应 3 个项目，格拉斯哥昏迷量表为 3 项积分相加，最高为 15 分，表示意识清楚，8 分以下为昏迷，最低为 3 分。

2. 年龄评分

根据患者的年龄大小计分，计分标准为：≤ 44 岁为 0 分；45 ~ 54 岁为 2 分；55 ~ 64 岁为 3 分；65 ~ 74 岁为 5 分；≥ 75 岁为 6 分。

3. Glasgow 慢性健康评分

根据患者慢性健康状况计分，患者不能承受手术或急诊手术者记 5 分，采用择期手术者记 2 分，凡有下列系统器官功能衰竭或免疫障碍者记 5 分：①肝。活组织检查证实肝硬化，伴门静脉高压，以往有上消化道出血、肝功能衰竭、肝性脑病或昏迷史。②心血管系统。休息或轻微活动时出现心绞痛或心功能不全。③呼吸系统。慢性限制性、梗阻性或血管性疾病，活动严重受限，不能上楼梯或做家务，或有慢性缺氧、高碳酸血症、继发性红细胞增多症、严重肺动脉高压（> 5.3 kPa）或需要呼吸机支持。④肾。长期接受透析。⑤免疫障碍。接受免疫抑制剂、化疗、长期类固醇激素治疗，或近期使用大剂量激素，或患有白血病、淋巴瘤或艾滋病等导致免疫力低下的疾病。

（四）探视管理

ICU 严格限制探视人员，尽量减少不必要的访客探视。ICU 不允许家属陪护，实行全封闭式或半封闭式管理。全封闭式管理不允许家属直接探视患者，家属可以透过玻璃墙看到患者，并可以通过有线电视电话系统与患者交流，既解决了探视需求，又减少了因探视带来的污染和对正常医护工作的干扰。半封闭式允许家属按规定时间探视。探视时间和频率以不影响正常医疗护理工作为宜，每次探视人数不超过 2 人，严格按照医院规定时间进行探视。探视人疑似或已有呼吸道感染症状时，应禁止进入 ICU 探视。探视者进入 ICU 前穿隔离衣，戴口罩和穿鞋套。进入病房前后应洗手或用快速手消毒液消毒双手。探视期间尽量避免触摸患者及周围物体表面，对疑似有高传染性的感染时应禁止探视。

（五）ICU 护理人员的素质要求

1. 业务素质

ICU 护理人员必须具备如下技能。

1）扎实的基础护理技能

如为危重卧床患者进行床上擦浴、更换床单、翻身按摩、胸部体疗等。

2）熟练的急救技能

如心肺复苏、建立人工气道等。

3）全面的操作技能

掌握各种仪器的使用，故障的排除和报警的设置。

4）敏锐的观察技能

及时发现病情变化的前兆，抓住有利的抢救时机，挽救患者的生命。

5）特殊的沟通技能

ICU 患者常因气管插管、气管切开等原因失去了语言表达能力，需要用面部表情、眼神、手势、实物、图片或文字书写等方式与护理人员进行沟通交流。

2. 心理素质

ICU 护理人员要具备积极稳定的情绪、开朗乐观的态度、清晰敏捷的思维、坚韧不拔的意志和精诚合作的团队精神，无论是平时工作还是面对抢救或是死亡，始终不慌不乱、不离不弃、头脑清醒、思维敏捷，善于发现问题、分析问题和解决问题，能以最短的时间完成最佳护理方案，以最快的速度做出最优质的抢救配合，并从容应对紧张的局面和复杂的情况。

3. 身体素质

ICU 护理人员必须有较为强健的体魄，能适应各种艰苦环境，以承担繁重的体力和脑力工作。

三、ICU 的感染控制

由于在 ICU 中感染的患者相对较为集中，病情复杂且危重；患者机体免疫力降低，易感性增加；有创监测、治疗、护理操作较多；大量耐药菌株在 ICU 内常驻等。因此，ICU 是医院感染的高发区，感染控制管理也就成了 ICU 一项重要的工作。

（一）加强人员管理

限制探视人员以及尽量减少医生、护士不必要的出入。进入 ICU 要求工作人员必须更换室内工作服和鞋。护理感染患者时，应穿防护服，并戴手套。探视人员如在医护人员均允许的情况下进入 ICU 时，应戴帽子、口罩，更换无菌衣和穿鞋套，进行手消毒。

（二）合理布局 ICU 设施

ICU 应建立工作人员与患者的专用通道，入口处应有缓冲间，内有更衣柜、鞋柜、浴室及手消毒设施；洗手池和便池的水龙头应为感应式自动开关，以减少交叉感染的机会。ICU 应有空气净化及通风设施，每张病床上方应安装紫外线消毒灯，以便每日进行室内空气消毒。

（三）严格执行消毒隔离制度

严格执行物品器械的消毒灭菌，凡患者使用过的器械均须进行消毒—清洗—灭菌这一流程。严格执行无菌技术操作，保持创面、穿刺部位和插管部位的无菌。呼吸机湿化液、湿化器、氧气湿化瓶每日更换，呼吸机管路每周更换。各种抢救和监护设备在更换使用者时应进行表面消毒，有条件时尽量浸泡消毒。医护人员在进行各种技术操作前，处理不同患者或接触同一患者不同部位时，均须按照"七步洗手法"洗手。严重创伤、大面积烧伤、器官移植、免疫缺陷的患者宜入住 ICU 的单间，做好保护性隔离；严重感染性疾病者也应入住 ICU 的单间，切断传播途径，防止感染的扩散。做好病房的消毒处理，用 0.2% 过氧乙酸或 1 000 mg/L 有效氯擦拭病房、物体，如病床、床头柜、门窗表面每日擦拭 1 次，墙角每周擦拭 1 次，病房地面每日用消毒液拖擦 4 次以上；病房空气每日定时消毒、净化。定期进行物体表面及空气的细菌培养，严格控制细菌菌落数。

（四）规范应用抗生素

对感染性疾病应按常规检查，并反复做血、尿、痰、引流液、分泌物细菌培养与药物敏感试验，根据培养及药物敏感试验结果，规范应用抗生素。

第二节　ICU 患者营养支持

机体在应激状态下可出现一系列代谢改变，如严重创伤、感染、大手术后、并发器官功能衰竭等危重患者可出现高分解代谢状态、合成代谢受限、负氮平衡等，若不能予以及时适当的营养支持，纠正代谢紊乱，就会导致患者机体蛋白大量丢失、伤口愈合减慢、肠道功能受损、对炎症反应程度的改变等不良后果。因此，营养支持在 ICU 患者救治过程中十分重要，应对 ICU 患者进行合理的营养支持，减少并发症的发生，促进患者尽快恢复健康。

一、ICU 患者代谢特点

（一）能量代谢增高

静息能量消耗（REE）是指人体在卧床时的能量消耗值。REE 增加是 ICU 患者能量代谢的基本特征。基础能量消耗（BEE）指人体在清醒而极度安静的状态下，不受肌肉活动、环境温度、食物和精神紧张等因素影响时的能量代谢，一般情况下REE 约为 BEE 的 1.1 倍。研究表明，严重创伤、感染、大手术后，ICU 患者的 REE可增加 20% ~ 50%，烧伤患者更为突出，可增加 100% 以上。

（二）糖代谢变化导致高血糖

在严重创伤、大手术、感染等情况下，ICU 患者的机体会发生应激反应。一方面，应激反应使体内儿茶酚胺、糖皮质激素、胰高血糖素、甲状腺素的分泌增加，糖异生明显加强，葡萄糖生成增加；另一方面，胰岛素分泌减少或相对不足，机体对胰岛素的反应性降低，使胰岛素不能发挥正常作用，而刺激组织对葡萄糖摄取和利用，这种现象称为胰岛素抵抗，此时的机体呈高血糖状态。

（三）蛋白质代谢变化易出现负氮平衡

ICU 患者在创伤或感染后蛋白质丢失增加、分解代谢加快。用于维持急性应激反应所需的蛋白质与能量消耗增加，然而总体上蛋白质合成降低，尿氮排出增加，导致机体出现明显的负氮平衡。即使给予充足的外源性营养，机体组织的分解仍然无法完全纠正，称为自身相食现象。

（四）脂肪分解代谢增强

脂肪分解氧化仍然是体内主要的供能方式，与饥饿时的营养障碍有所不同，ICU 患者周围组织利用脂肪的能力受损，即脂肪分解产物不能得到充分利用，致使血中游离脂肪酸和甘油三酯都升高。另外，酮体是联系肝脏与肝外组织间的一种能源的特殊运输形式，可以通过血脑屏障参与脑组织的能量代谢。轻度创伤或感染时，酮体生成稍增加；严重休克、创伤和感染后，酮体生成则降低或缺乏。

（五）水、电解质与酸碱平衡失调

严重创伤或感染可导致水、电解质与酸碱平衡失调。应激反应时抗利尿激素及醛固酮分泌增加，可导致水钠潴留，以保存血容量，但随着 K^+、Mg^{2+} 排出增多而 Na^+ 排出减少，可出现水、电解质及酸碱平衡失调。

二、营养状态评估

通过营养状态评估可判定人体营养状态，确定营养不良的类型及程度，评估营养不良所致后果的危险性，并监测营养支持疗效的方法。

（一）营养状态的评估指标

传统的营养状态评估指标包括人体测量、生化检测、免疫功能的评估及综合营养评定方法等。

1. 人体测量

人体测量是通过对人体有关部位的长度、宽度、厚度及围度的测量，以达到根据个体的生长发育情况了解其营养状况的目的。临床上常用的是身高、体重、体重指数（BMI）、皮褶厚度和上臂围。

1）身高、体重及 BMI

身高和体重是综合反映生长发育及营养状况的最重要的指标。由于身高、体重除受营养因素影响外，还受遗传、种族等多方面因素影响，因此在评价营养状况时需要测量身高、体重并用测得的数值与人体正常值进行比较。目前最常用的指标为 BMI，即体重（kg）/［身高（m）］^{2}。BMI 正常值为 18.5 ~ 24 kg/m^2，若 BMI > 24 kg/m^2 为超重，BMI ≤ 18.5 kg/m^2 为慢性营养不良。BMI < 14 kg/m^2 的危重患者存活的可能性很小。

2）皮褶厚度

人体皮下脂肪含量约占全身脂肪总量的 50%，通过皮下脂肪含量的测量可以推算体脂肪总量，并间接反映热量代谢变化。皮褶厚度正常值男性为 12.5 mm，女性为 16.5 mm。

3）上臂围

测量上臂围时，被测者上臂自然下垂，取上臂中点，用软尺测量上臂的周径，男性 < 23 cm、女性 < 22 cm 表示有营养消耗。

2. 生化检测及免疫功能的评估

生化检验可以测定人体内各种营养素水平，是评价人体营养状况的较客观指标，可以早期发现亚临床型营养缺乏病。生化指标检测常用方法有测量血、尿中某些营养素或排泄物中代谢产物的含量，如血、尿、粪常规检验，血清蛋白、血清运铁蛋白、血脂、血清钙、电解质、pH 值等的测定，亦可进行营养素耐量试验或负荷试验，或根据体内其他生化物质的检查间接推测营养素水平等。目前常用的检查包括血清蛋白质水平、氮平衡试验。

免疫功能测定可了解人体的免疫功能状况，间接反映机体营养状况，主要包括淋巴细胞总数及细胞免疫状态测定。

3. 综合营养评定

单一指标评定人体营养状况的方法局限性强而误差较大，目前多数学者主张采用综合性营养评定方法，以提高准确性。常用指标包括预后营养指数、营养评定指数、主观全面评定和微型营养评定。若要判断患者有无营养不良，应对其营养状况进行全面评价。

（二）能量与蛋白质需要量的评估

（1）能量需要量评估。推荐使用间接能量测定法确定患者的能量需求，若无法测定，可使用各类预测公式或简化的基于体重的算法计算能量需求。一般患者能量需求为 25 ~ 35 kcal/（kg·d），不同个体、不同病情及不同活动状态下能量的需要量有较大差异，评估患者能量需要时应综合考虑。

（2）蛋白质需要量评估。利用氮平衡来评估蛋白质的实际水平及需要量。若氮摄入量大于排出量，为正氮平衡，反之为负氮平衡。氮平衡的计算公式如下所示。

氮平衡（g/d）＝摄入氮量（g/d）−［尿氮量（g/d）+3.5］

危重症患者较普通患者需要更高比例的蛋白质，一般需要 1.2~2.0 g /（kg·d）。

三、营养支持方式

凡有营养不良风险或可能发生手术并发症的高危患者、连续 7 天以上不能正常进食者、近期体重下降大于正常体重的 10% 或者明确诊断存在营养不良者，均应及时给予营养支持。营养支持是指经口、肠内及肠外等方式提供营养，目的是提供适当营养以支持人体所需，减少并发症、促进康复等。根据营养补充途径的不同，临床营养支持分为肠外营养支持与肠内营养支持两种方法。肠外营养支持主要通过外周或中心静脉等肠道以外途径给予机体营养液；而肠内营养支持主要通过口服或经胃肠道途径给予机体营养物质。若患者的肠道结构和功能完整，应首选肠内营养支持。但危重患者多有胃肠功能减退，故常首选肠外营养支持。为防止长期肠外营养支持造成胃肠道功能减退，可逐步从肠外营养支持过渡到肠内营养支持，其大致分为 4 个阶段：①肠外营养支持与管饲结合；②单纯管饲；③管饲与经口摄食结合；④正常肠内营养支持。根据患者的临床情况，营养支持的程序与方法选择应个别制定，选择肠外营养支持者需确定周围静脉营养还是中心静脉营养，肠内营养支持者也需确定输注途径和方式。

（一）肠内营养支持

1.适应证

通过肠内营养支持方式提供营养的适应证主要为：①胃肠道功能正常但营养物质摄入不足或无进食能力者，如吞咽或咀嚼困难、意识障碍或昏迷、严重感染、复杂大手术后、大面积灼伤及急危重症（非胃肠道疾病）患者等；②胃肠道功能不良但处于消化道疾病稳定期者，如短肠综合征、炎症性肠病和胰腺炎等；③胃肠道功能基本正常但伴其他脏器功能不良者，如糖尿病等。

2.输注途径

输注途径主要包括口服、鼻胃管、胃造瘘、空肠造瘘等多种方式。具体途径选择取决于疾病情况、喂养时间、患者精神状态及胃肠道功能。

1）口服途径

口服途径是最经济、最简便、最安全的投给方式，且符合人体正常生理过程。

2）鼻胃管途径

鼻胃管途径适用于营养治疗不超过 4 周的患者，最理想的治疗途径是放置细鼻胃管。此途径简单易行,是目前临床最常采取的供给营养方式。其优点在于胃的容量大,对营养液的渗透压不敏感,适合于各种完全性营养配方。缺点是有反流与吸入气管的危险,长期使用者可出现咽部红肿、不适,呼吸系统并发症增加等不良反应。

3)胃造瘘途径

胃造瘘途径适用于较长时间不能经口进食者,此方式接近正常饮食,方法简便。操作方法有两种,一种为剖腹胃造瘘术,另一种为经皮内镜辅助的胃造瘘术(PEG)。PEG 是近几年发展起来的新型胃造瘘方法,具有不需剖腹和麻醉、操作简便、创伤小等优点。

4)空肠造瘘途径

空肠造瘘途径是目前临床肠内营养支持治疗应用广泛的途径之一。其优点为:①呕吐和误吸的发生率低;②肠道营养与胃十二指肠减压可同时进行,对肠外瘘及胰腺疾病患者尤为适宜;③可长期放置喂养管,尤其适用于需长期营养治疗的患者;④患者可同时经口进食;⑤患者无明显不适感,心理负担小,机体活动方便,生活质量好。

3. 输注方式

肠内营养支持的输注方式有一次性投给、间歇性重力输注和肠内营养泵输注 3 种方式。具体采用哪种方式取决于营养液的性质、喂养管的类型与尺寸、管端的位置及营养素的需要量。

1)一次性投给

将营养液用注射器缓慢地注入喂养管内,每次 200 mL 左右,6 ~ 8 次/天。该方法容易引起腹胀、恶心、呕吐,患者难以耐受,目前临床上已很少使用,仅适合于经鼻胃置管或经胃造瘘的患者。

2)间歇性重力输注

将营养液置于输液瓶中,经输液管与肠道喂养管连接,借重力将营养液缓慢滴入胃肠道内,4 ~ 6 次/天,输注速度为 20 ~ 30 mL/min。优点是患者有较多的自由活动时间,类似正常饮食,耐受性好。

3)肠内营养泵输注

用输液泵将营养素输入胃和小肠内的方法,适用于十二指肠或空肠近端喂养的患者。临床上多主张采用此方式进行肠内营养支持治疗。开始输注时速度宜慢,浓度宜低,从 40 ~ 60 mL/h 逐渐增至 100 ~ 150 mL/h,浓度亦逐渐增加,以便胃肠道逐步适应肠道营养液。临床实践表明,肠内营养泵输注时,营养素的吸收较间歇性输注更佳,大便次数及大便量也明显少于间歇性输注,患者胃肠道不良反应也较少,营养效果好。

（二）肠外营养支持

1.适应证

通过肠外营养支持方式提供营养的适应证主要为：①胃肠道消化吸收障碍者；②腹泻、呕吐严重者；③因疾病或治疗不能经胃肠道进食者；④高代谢状态、胃肠营养不能满足者，如严重感染、严重创伤、大面积烧伤、大手术后；⑤肿瘤放疗、化疗时期有严重消化道反应无法进食者。

2.输入途径

1）中心静脉营养

中心静脉营养（CPN）指全部营养素通过中心静脉补充的营养支持方式。CPN适用于肠外营养支持超过2周者及营养液渗透浓度高于800 mmol/L者，主要通过颈内静脉、锁骨下静脉或经外周的中心静脉（股静脉）插管。

CPN的优点：①中心静脉管径粗，血液流速快，血流量大，输入液体很快被血液稀释，不受输入液体浓度、pH值和输注速度的限制，对血管壁的刺激小；②能在24 h内持续不断地进行液体输注，可依据机体的需要最大限度地调整输入液量、浓度和速度，保证供给机体所需的热量和各种营养物质；③一次穿刺置管后可长期使用，减少了反复穿刺的痛苦，但需要熟练的置管技术及严格的无菌技术。

2）周围静脉营养

周围静脉营养（PPN）指通过外周静脉导管全面输送蛋白质和热量的方法。PPN适用于病情轻，用量少的短期（2周内）肠外营养支持者，营养液渗透浓度低于800 mmol/L者，中心静脉置管禁忌或不可行者，以及导管感染或有脓毒症者。

PPN的优点：任何可穿刺的周围静脉均可选用，能避免中央静脉置管的潜在并发症，并降低初始治疗费用。

3.供给方式

1）全营养混合液输注法

全营养混合液输注法是目前临床最常用的营养液输注方式，又被称为"全合一"营养液输注法，就是将每天所需的营养物质在无菌条件下按次序混合输入由聚合材料制成的输液袋或玻璃容器内再输注。

全营养混合液输注的优点：①全部营养物质混合后同时均匀输入体内，有利于更好地代谢和利用，增加节氮效果；②简化输液过程，节省护理时间；③降低了与肠外营养支持有关的代谢性并发症发生率；④配制时不需要用进气针，减少了被污染和发生气栓的机会。

2）单瓶输注法

在无条件应用全营养混合液供给方式时可采用单瓶方式输注营养液。但需注意，由于单瓶输注时各营养素非同步输注，可能造成某些营养素的浪费或负担过重。

四、营养支持监护及并发症防治

（一）肠内营养支持的监护及并发症防治

1. 肠内营养支持的监护

1）鼻胃置管的监护

（1）确定导管位置：喂食开始前，必须确定导管的位置。胃内置管可通过吸出胃内容物而证实。导管内抽吸物的 pH 值测定对确定导管位置亦有价值，如为碱性说明导管在十二指肠内，如为酸性说明在胃内。

（2）保持喂养管固定可靠，防止脱落：喂养结束后，胃管末端用纱布包好夹紧，固定于患者床旁。

（3）保持喂养管通畅：每次喂食前后均要用生理盐水冲洗喂养管，冲洗液量至少为 50 mL。

（4）减少并发症：每天检查鼻、口腔、咽喉部有无不适及疼痛，防止喂养管位置不当或长期置管引起的并发症。

2）胃肠道状况的监护

（1）监测胃内残留液量：最少每 4 h 测定 1 次，保证胃内残留液量少于 150 mL，以防引起误吸。

（2）监测胃肠道耐受性：胃肠道不耐受表现有恶心、呕吐、腹痛、腹泻、腹胀，可通过降低营养液输入速率或浓度，保持一定的温度及防止营养液的污染，来提高患者肠道的耐受性。

3）代谢的监护

（1）每天记录患者的液体出入量。

（2）营养开始阶段，每天查尿糖及酮体，以后根据病情可改为每周 2 次。

（3）定期测定血清胆红素、谷丙转氨酶、谷草转氨酶、碱性磷酸酶等。开始时每 3 天测 1 次，以后根据病情可每周测 1 次。

（4）定期查血糖、尿素、肌酐、电解质、碳酸氢盐，开始阶段每 2 天测 1 次，根据情况监测，稳定后每周测 1 次。

（5）定期测定全血细胞计数及凝血酶原时间，初期每周 2 次，稳定后每周 1 次。

（6）每天留 24 h 尿测定尿素氮或尿总氮，病情稳定后每周测 1～2 次。

4）营养的监护

（1）治疗前应对患者进行全面的营养状况评定，根据营养状况确定营养素的补给量。

（2）体重、皮褶厚度、上臂围应每周测定 1 次，长期肠内营养支持者 2 ~ 3 周测 1 次。

（3）测定内脏蛋白，开始时每周测 1 次，以后根据病情 1 ~ 2 周测 1 次。

（4）初期应每天测定氮平衡，病情稳定后每周测 1 ~ 2 次。

（5）长期肠内营养支持者，应根据患者情况对容易出现缺乏的营养素，如锌、铜、铁、维生素 B_{12}、叶酸等进行不定期测定。

2. 肠内营养支持的并发症防治

1）感染性并发症

吸入性肺炎是最常见的感染性并发症，误吸导致的吸入性肺炎是肠内营养支持最常见和最严重的并发症。吸入性肺炎的救护原则包括：①一旦有误吸，立即停用肠内营养支持，并将胃内容物吸尽；②立即从气管内吸出液体或食物颗粒；③即使小量误吸，亦应鼓励咳嗽，咳出气管内液体；④如果食物颗粒进入气管应立即行气管镜检查并清除食物颗粒；⑤行静脉输入糖皮质激素消除肺水肿；⑥应用抗生素治疗肺内感染。吸入性肺炎的预防措施包括：①将患者置于半卧位，床头抬高 30° ~ 45°；②经常检查胃潴留情况，如胃内潴留液体超过 150 mL，应停止鼻胃管灌注；③呼吸道原有病变时，可考虑行空肠造瘘；④必要时选用渗透浓度低的营养液。

2）机械性并发症

（1）黏膜损伤：置管操作不当或喂养管对局部组织的压迫会导致黏膜损伤，严重者会进一步导致黏膜水肿、糜烂或坏死。护理时护士应选择直径适宜、质地柔软且有韧性的喂养管，熟练掌握操作技术，置管时动作轻柔。

（2）喂养管堵塞：由膳食残渣或粉碎不全的药片黏附于管腔壁，或药物与膳食不相溶形成沉淀附于管壁所致。发生堵塞后可用温开水低压冲洗，必要时也可借助导丝疏通管腔。

（3）喂养管脱出：喂养管固定不牢或患者躁动及严重呕吐均可导致喂养管脱出，这不仅使肠内营养支持不能顺利进行，而且会使经造瘘置管的患者有发生腹膜炎的危险。护士置管后应妥善固定导管，加强护理与观察，严防导管脱出，一旦喂养管脱出应及时重新置管。

3）胃肠道并发症

（1）恶心、呕吐与腹胀：接受肠内营养支持的患者有 10% ~ 20% 可发生恶心、呕吐与腹胀，主要由营养液输注速度过快、乳糖不耐受、膳食口味不耐受及膳食中脂肪含量过多等原因引起。护士应根据情况减慢输注速度、加入调味剂或更改膳食品种等。

（2）腹泻：是肠内营养支持最常见的并发症，主要由低蛋白血症和营养不良时小肠吸收力下降、乳糖酶缺乏者应用含乳糖的肠内营养支持膳食、肠腔内脂肪酶缺乏或脂肪吸收障碍；应用高渗性膳食、营养液温度过低或输注速度过快、同时应用某些治疗性药物等原因引起。一旦发生腹泻应首先协助医生查明原因，其次由医生进行对因或对症治疗。

4）代谢性并发症

高血糖和低血糖都是常见的代谢性并发症。高血糖常见于高代谢状态的患者、接受高碳水化合物喂养者及接受糖皮质激素治疗的患者；而低血糖多发生于长期应用肠内营养支持而突然停止。对于接受肠内营养支持的患者应加强对其血糖的监测，出现血糖异常时应及时报告医生。另外，停止肠内营养支持时应逐渐减量，避免突然停止而产生机械并发症。

（二）肠外营养支持的监护及并发症防治

1. 肠外营养支持的监护

1）常规监护

（1）体重：可帮助判断患者的营养量供给是否适当。若每天体重增加 > 250 g，说明可能存在体液潴留。肠外营养支持者静脉营养时前 2 周每天测体重 1 次，以后每周监测 1 次。

（2）体温：可帮助及时了解是否并发感染。每日测量体温 4 次。如患者出现高热、寒战等，应及时寻找感染源，进行抗感染治疗。

（3）输入速度：最好用输液泵匀速输入。记录 24 h 出入液量。

（4）营养评价：在肠外营养支持期间应根据患者病情进行营养状态的动态评价，指导制订肠外营养支持计划。

（5）环境：保持环境清洁、空气清新；物品表面、地面每日用消毒液擦拭；保持床单位干燥、清洁。

2）特殊监护

（1）中心静脉插管后监护：插管后应通过 X 线片证实导管尖端是否在下腔静脉的根部；导管穿刺点应每日用碘伏进行局部消毒，更换无菌贴膜；每次输注开始和结束时均应用生理盐水冲洗导管，防止堵管。

（2）实验室监护：应根据患者具体情况动态监测血糖、氮平衡、血浆蛋白、血电解质、全血细胞计数、肝肾功能、穿刺部位的微生物培养等。

2. 肠外营养支持的并发症防治

1）感染性并发症

感染性并发症是肠外营养支持最常见、最严重的并发症。感染的主要原因是插管时伤口被污染、输入器具或溶液被污染和静脉血栓形成。局部或全身性感染是肠外营养支持主要的并发症。化脓性静脉炎严重者可引起脓毒症。肠外营养支持期间应严格执行无菌操作，操作动作要轻柔，选择合适的导管，固定的导管不能随意拉出或插进，避免从导管抽血或输入血液及其制品，输入液体要现用现配，输液袋每天更换，出现不明原因的寒战、高热时应拔出导管，并对导管尖端进行微生物培养，再根据致病菌种类进行针对性治疗。

2）机械性并发症

（1）导管堵塞：护士在巡视过程中应注意调整输液速度，输液结束时应根据患者病情及出凝血功能状态使用生理盐水或肝素溶液进行正压封管。

（2）置管操作并发症：如气胸、血胸、血管或神经损伤等。增加护士操作技能的熟练度、规范操作流程、控制操作动作的力度等可减少此类机械性损伤。

（3）空气栓塞：可发生在置管、输液及拔管过程中。操作者严格遵守操作规程，如置管时应让患者置头低位，对于清醒患者应嘱其屏气；输液过程中应加强巡视，液体输完应及时补充，最好应用输液泵进行输注；导管护理时应防止空气经导管接口部位进入血液循环，拔管时应避免空气经长期置管而形成的隧道进入静脉；拔管速度不宜过快，拔管后应密切观察患者的反应。

3）代谢性并发症

患者可发生电解质紊乱，如低钾血症、低镁血症、低血糖和高血糖等。因此，应在肠外营养支持时严密监测电解质及血糖与尿糖变化，以便及时发现代谢紊乱，并配合医生实施有效处理。

第三节　常用监护技术

一、循环系统监测

（一）心率监测

心率可通过心电监护仪器的心率视听装置和脉搏搏动而获得数据，监护仪屏幕上显示的是心率数值。

1. 心率的正常值

正常成人安静时心率为 60 ~ 100 次 /min，随着年龄的增长而变化。

2. 心率监测的意义

1）估计心肌耗氧

心肌耗氧与心率的关系极为密切。心率的快慢与心肌耗氧的大小呈正相关。心率与收缩压的乘积反映了心肌耗氧情况。

2）判断心排血量

心率对心排血量影响很大。在一定的范围内，随着心率的增长心排血量会增加。心排血量 = 每搏输出量 × 心率，但当心率太快（＞160 次 /min）时，由于心室舒张期缩短，心室充盈不足，每搏输出量减少，虽然心率增加了，但由于每搏输出量减少而使心排血量减少。心率太慢时（＜50 次 /min），虽然充盈时间增加，每搏输出量增加，但由于心搏次数减少而使心排血量减少。

3）计算休克指数

失血性休克发生时，心率的改变最为敏感，心率增快多在血压降低之前发生。休克指数 = 心率 / 收缩压。血容量正常时，休克指数应等于 0.5。休克指数等于 1 时，提示失血量占血容量的 20%～30%。休克指数大于 1 时，提示失血量占血容量的 30%～40%。

（二）心电监测

心电监测是通过心电监测仪连续观察心脏电活动情况的无创的监测方法，可实时观察病情，提供可靠的、有价值的心电活动指标，并实时指导处理。心电监测对各种类型的心律失常都具有独特的诊断价值。特征性的心电图改变和演变是诊断心肌梗死最可靠和最实用的方法，如心律失常、传导障碍、心肌损害、药物及电解质改变等均可导致心电图特征性改变。因此，心电监测被列为急危重症患者常规的监测手段。

1. 心电监测的临床意义

1）监测心律失常

心电监测对发现心律失常、识别心律失常的性质具有独特的诊断价值，还可及时评价、指导心律失常的治疗。

2）监测心肌损害

特征性的心电图改变是临床诊断心肌梗死可靠且实用的方法。持续的心电监测可及时发现心肌缺血或心肌梗死，还可及时评价、指导心肌损害的治疗。

3）监测电解质紊乱

危重患者在治疗过程中很容易发生电解质紊乱，最常见的是低钾和低钙，持续心电监测对早期发现电解质变化有重要意义，还可及时评价、指导电解质紊乱的治疗。

2. 心电监测仪的种类

1）多功能心电监测系统

多功能心电监测系统是 ICU 最常用的心电图监测方法。多功能心电监测系统由一台中央监测仪和数台床边监测仪组成。

多功能心电监测系统具有以下功能：①床边监测仪配置了多种探头，可以同时监测心电图、无创或有创血压、血氧饱和度、呼吸和体温，实时显示各种数据与波形；②记忆和监测项目参数的上下限报警功能；③图像冻结功能，可使心电图波形显示停下来，以供仔细观察和分析；④显示和记录 24 h 内各参数的变化趋向。

2）动态心电图监测仪

动态心电图监测仪的记录仪部分是随身携带的小型心电图磁带记录装置，通过胸部皮肤电极可记录 24 h 内心电图波形和心脏不同负荷状态下的心电图变化，便于动态观察。分析仪部分可应用微机进行识别。动态心电监测主要用于诊断冠心病和心律失常，也可用于监测起搏器的功能，寻找患者的晕厥原因及观察患者应用抗心律失常药的效果。

3）遥控心电图监测仪

该监测仪的遥控半径可达 30 m，不需要导线与心电图监测仪相连，中心台可同时监测 4～8 个患者，患者身旁可携带 1 个发射仪器。

3. 心电导联连接及其选择

监测使用的心电图连接方式有 3 只电极、4 只电极及 5 只电极不等。

1）综合 I 导联

正极放在左锁骨中点下缘，负极放在右锁骨中点下缘，无关电极置于剑突右侧，其心电图波形类似 I 导联。

2）综合 II 导联

正极置于左腋前线第 4 肋间，负极置于右锁骨中点下缘，无关电极置于剑突下偏右，其优点为心电图振幅较大，心电图波形近似 V_5 导联。

3）CM 导联

CM 导联是临床心电监测中常选用的连接方法。临床应用时，II 导联的 P 波清晰，主要用于监测心律失常。

4. 心电监测的注意事项

（1）放置电极前，应清洁局部皮肤，必要时刮去体毛，避开电除颤的位置。

（2）定时观察患者粘贴电极片处的皮肤，每 24 h 更换一次电极片，防止皮肤损伤。

（3）应选择最佳的监护导联放置部位，QRS 波的振幅 ≥ 0.5 mV，以能触发心率计数。如有心房的电活动，要选择 P 波清晰的导联，通常是 II 导联。

（4）若需分析 ST 段异常或更详细地观察心电图变化，应做常规导联的心电图。

（5）密切观察心电图波形，注意避免各种干扰所致的误差。对躁动患者，应当固定好电极和导线，避免电极脱落以及导线打折缠绕。

（三）动脉压监测

1. 概述

血压是重要的生命体征之一，是评估循环的常用指标。准确、及时地监测血压对于医护人员了解患者的病情、指导医护人员循环支持治疗具有重要意义。根据测量动脉血压的方法是否造成创伤，可分为无创血压监测和有创血压监测。

1）无创血压监测

该监测方法分手动测压法和自动测压法。但低温、外周血管收缩、血容量不足以及低血压时，可能会低估患者的血压水平，同时也容易受一些机械因素的影响，如体位变化造成的测量结果不准确等。因此对于危重患者有时需进行有创动脉血压监测。

2）有创血压监测

该监测方法最常用的部位为桡动脉、足背动脉等。该方法将动脉导管置入动脉内，通过压力监测仪直接进行动脉血压连续监测。该方法能够反映每一个心动周期的血压变化情况，可直接显示收缩压、舒张压和平均动脉压，对于严重的周围血管收缩、休克、体外循环转流的患者，其测量结果较无创血压监测更为可靠。

2. 测量方法

1）无创血压测量方法

（1）手动测压法：为经典的血压测量方法，即袖套测压法，适用于一般患者的监测。该方法优点是所用设备简单、费用低、易携带；缺点是手法控制袖带充气，费时费力，不能连续监测，不能动态反映血压变化，易受袖带或听诊因素影响，容易产生误差。常用听诊法：测量时将患者的测压部位、血压计置于与心脏同一水平，袖带充气至动脉搏动声消失后再升高 20 ~ 30 mmHg[①] 后缓慢放气，首次听到柯氏音时的压力即为收缩压，柯氏音变调时的压力为舒张压。

（2）自动测压法：该法是当今临床麻醉和 ICU 中使用最广的血压监测方法，它克服了手动测压的缺点，是现代心血管监测史上的重大突破。①自动间断测压法，又称自动化无创测压法，主要采用振荡技术，内装充气泵可定时使袖套自动充气和排气，能够自动定时显示收缩压、舒张压、平均动脉压和脉率。测压时应防止患者

---

① 1 mmHg=133.32 Pa。

肢体活动和袖套受压导致血压测不出或频繁充气，避免频繁测压引起肢体缺血等并发症发生。②自动连续测压法，主要通过红外线、微型压力换能器或光度测量传感器等实现对瞬时血压的测量，能瞬间反映血压的变化。

2）有创血压测量方法

有创血压测量方法是一种经动脉穿刺置管后直接测量的方法，能够反映每一个心动周期的血压变化情况，可根据动脉压波形初步判断心脏功能。优点是对于血管痉挛、休克、体外循环转流的患者其测量结果可靠。缺点是操作不当可出现血肿、血栓等并发症。测压器材及物品主要包括动脉穿刺针、压力换能器、测压管道系统、肝素稀释液、加压袋、多功能监测仪等。

（1）测量方法。监测仪应提前调到测动脉压频道，连接后进行校零，换能器高度同右心房水平，临床上通常将腋中线第4肋间水平作为确定仰卧位患者的参照点。转动三通开关使压力换能器与大气相通，监护仪上显示零。患者取平卧位，左手臂外展成90°，操作者应戴无菌手套，给患者铺洞巾，进行常规皮肤消毒，用利多卡因对患者进行局部麻醉，并取动脉搏动最明显处为穿刺点，将穿刺针与皮肤成30°左右朝向近心方向斜刺向动脉，见动脉血喷出后，应立即将外套管继续推进少许，拔出针芯，连接已经排气及肝素化的测压管道系统，通过压力换能器与监测仪相连。转动监测仪的三通开关使压力换能器与动脉相通，监测仪上显示患者收缩压、舒张压、平均动脉压的动态变化。

（2）有创血压测量时注意事项。①严格无菌操作，每天进行常规皮肤消毒和更换无菌贴膜，保持管道密闭，置管时间 < 7 天，肝素盐水应 24 h 内更换，按需做穿刺管道的微生物培养；②妥善固定穿刺针，测压肢体；③压力袋压力 300 mmHg，肝素盐水 2.5 U/mL 以 3 mL/h 的速度持续动脉滴注，保持测压管道通畅；④患者体位改变时，应及时校零；⑤管道拔除后压迫止血 15 ～ 30 min，防止局部出血、血肿；⑥密切观察肢端颜色、温度，发现异常及时处理。

3. 正常值及临床意义

（1）收缩压正常值：90 ～ 139 mmHg。

（2）舒张压正常值：60 ～ 89 mmHg，直接测压一般比间接测压高 5 ～ 20 mmHg。

（3）收缩压：主要代表心肌收缩力和心排血量。收缩压小于 90 mmHg 为低血压；小于 70 mmHg 时器官血流灌注明显不足；小于 50 mmHg 时易出现心搏骤停。

（4）舒张压：主要影响冠状动脉血流。

（5）脉压：代表脉搏量和血容量，等于收缩压与舒张压的差值，正常值为 30 ～ 40 mmHg。

（6）平均动脉压：是一个心动周期中每一瞬间动脉血压的平均值。平均动脉

压 = 舒张压 +1/3 脉压差。

（四）中心静脉压监测

中心静脉压监测是指上、下腔静脉进入右心房处的压强与大气压之差。严格地说是指胸腔内大静脉与右心房交界处的压力，是反映右心室前负荷的指标。中心静脉压主要决定因素有循环血容量、静脉血管压力、右心室功能等。中心静脉压监测主要适用于各种严重创伤、休克、急性循环衰竭等危重患者的监测。

1. 测压途径

常用的途径有颈内静脉、锁骨下静脉，在某些特殊情况下也可选用贵要静脉或股静脉。

2. 测压方法

可通过压力测量仪测量或简易中心静脉压测量两种方法测量。

1）压力测量仪测量方法

压力测量仪测量方法步骤如下：①中心静脉置管连接已经排气及肝素化的测压管道系统，通过压力换能器与监测仪相连，监测仪提前调到测中心静脉压频道，连接后进行校零；②换能器高度同右心房水平，临床上通常将腋中线第4肋间水平作为确定仰卧位患者的参照点；③转动三通开关使压力换能器与大气相通，监测仪上显示零；④转动三通开关、使压力换能器与中心静脉相通，监测仪上显示患者的中心静脉压。不测压时可采用此液路进行肠内营养支持或输注其他液体。

2）简易中心静脉压测量方法

简易中心静脉压测量方法的步骤如下：①生理盐水袋连接输液器，排气备用。②确定零点位置（患者仰卧位，将玻璃管零点放于肋间腋中线第4水平，即相当于右心房水平）。③固定好中心静脉压木尺，木尺成直角，尺尖与患者腋中线第4肋间平齐（即右心房水平）。④用三通连接中心静脉压导管、输液器和测压管。⑤测压时，先将三通转向生理盐水和测压管（阻断中心静脉压导管），待测压管内液体流至高于预计的中心静脉压时，阻断生理盐水管并放松中心静脉压导管，使测压管内液体下降，到降至一定水平不再下降时，测压管液面在中心静脉压尺上的刻度数即为中心静脉压值。⑥停止测压时，在测压软管末端盖上三通上的小盖。

3. 正常值及临床意义

中心静脉压的正常值为 5 ~ 12 cmH_2O[①]。若中心静脉压< 5 cmH_2O，提示右心充盈欠佳或血容量不足，应用扩张血管的药物等也会使中心静脉压降低；若中心静脉压> 15 cmH_2O，提示右心功能不良，胸腔或腹腔压力增加，使用升压药物及血容量超负荷时，中心静脉压也会升高。临床上常结合血压进行综合分析与病情评估。

---

① 1 cmH_2O=0.098 kPa。

4. 并发症及防治

1）出血和血肿

颈内静脉穿刺时，穿刺点或进针方向偏内时易穿破颈动脉，进针太深可能穿破椎动脉和锁骨下动脉，从而在颈部形成血肿，而肝素化后或凝血机制不好的患者更易发生出血和血肿。因此，穿刺前应熟悉局部解剖，掌握穿刺要点，一旦误穿入动脉，应做局部压迫，对肝素化患者更应延长局部压迫时间。

2）心律失常

当导管插入过深时，其顶端会进入右心房或右心室，对心肌造成机械性刺激，从而诱发心律失常。预防的方法为在操作过程中确保导管前端位于距右心房入口2 cm 的地方。

3）感染

中心静脉置管感染率为 2% ~ 10%，因此在操作过程中应执行严格的无菌操作技术，加强置管护理，每天用肝素溶液冲洗导管，每天消毒并更换穿刺点处的无菌贴膜。

4）其他

其他常见并发症包括气胸、血胸、气栓、血栓、神经和淋巴管损伤等。虽然发病率很低，但后果严重。因此，必须加强预防措施，熟悉解剖，认真操作，一旦出现并发症，应立即采取积极处理措施。

二、呼吸系统监测

通过呼吸系统监测了解急危重症患者通气与换气功能的动态变化，便于调整治疗方案及对呼吸治疗的有效性做出合理评价等。呼吸系统的监测包括：①呼吸运动的监测，如呼吸频率、呼吸幅度、呼吸节律、呼吸声音等；②呼吸功能的监测，如肺通气功能监测与肺换气功能监测。

（一）呼吸运动监测

1. 呼吸频率

呼吸频率是呼吸功能中最简单的监测项目。正常成人静息状态下，呼吸为16 ~ 20 次 /min，呼吸与脉搏之比为 1 ∶ 4。小儿的呼吸频率随年龄增加而减慢，如新生儿约为 40 次 /min，1 岁约为 25 次 /min，8 岁约为 18 次 /min。

2. 呼吸幅度

浅快呼吸见于肺限制性通气障碍，急性呼吸窘迫综合征和肺外疾病等，有时呈叹息样，常见于濒死的患者。深度呼吸常见于糖尿病等引起的代谢性酸中毒的患者。

3. 呼吸节律

重症患者可出现潮式呼吸、间断呼吸、紧促式呼吸和叹息式呼吸等呼吸节律异常行为。

4. 呼吸声音

呼吸声音异常表现为蝉鸣样呼吸和鼾音呼吸。

（二）呼吸功能监测

1. 肺通气功能监测

1）潮气量

潮气量指在平静呼吸时，一次吸入或呼出的气量。正常值为 8 ~ 12 mL/kg，急性呼吸窘迫综合征、肺水肿等患者因呼吸浅快而潮气量减少；药物引起呼吸中枢抑制、肺实质病变等患者潮气量显著减少；代谢性酸中毒、高通气综合征患者潮气量增加。对于使用呼吸机的患者，可通过测定吸气与呼气潮气量的差值反映呼吸管道漏气的状况。

2）补吸气量与补呼气量

补吸气量是指在平静吸气后，用力做最大深吸气所能吸入的气量，或称吸气储备量。正常成年男性为 2 100 mL，女性为 1 400 mL。

补呼气量是指在平静呼气后，用力做最大呼气所能呼出的气量。正常成年男性为 900 mL，女性为 560 mL。补吸气量与补呼气量反映胸廓的弹性和呼吸肌的力量。

3）残气量与功能残气量

残气量是指最大呼气后肺内残留的全部气量。残气量与肺总量的比值可评价肺气肿的严重程度，正常为 20% ~ 25%。

功能残气量是指平静呼气后肺内残留的气量，等于残气量与补呼气量之和，正常约为 40 mL/kg。功能残气量增高见于肺组织弹性减退，末梢支气管狭窄及任何原因引起的呼气受阻或胸廓畸形等；功能残气量减少主要见于各种原因引起的胸肺弹性回缩增加、肺泡缩小或塌陷。

4）肺活量与用力肺活量

肺活量是指最大吸气之后缓慢呼出的最大气量（呼气肺活量）或最大缓慢呼气后用力吸入的最大气量（吸气肺活量）。它反映肺每次通气的最大能力，正常为 65 ~ 75 mL/kg。肺活量减少见于任何使呼吸幅度受限的疾病，如胸廓活动受限，肺组织受损，膈肌活动受限等。

5）分钟通气量

在静息状态下每分钟呼出或吸入的气量称为分钟通气量。分钟通气量正常值为 6 ~ 8 L/min，是肺通气功能常用的测定指标之一，成人分钟通气量＞ 10 L/min 提示通气过度，分钟通气量 < 4 L/min 提示通气不足。

6）分钟肺泡通气量

分钟肺泡通气量是指在静息状态下每分钟吸入气量中能到达肺泡进行交换的有效通气量。正常值为 4.2 L/min，它反映真正的气体交换量。

2. 肺换气功能监测

1）脉搏血氧饱和度

目前使用的脉搏血氧饱和度仪大部分仍以比尔定律为原理，其基本原理是血红蛋白吸收光线的能力与其含氧浓度具有相关性。通过发光二极管发射出一定波长的红光和红外光线，氧合血红蛋白与去氧合血红蛋白对这些特定波长的光线吸收度不同，可以用来推测血氧饱和度。临床上脉搏血氧饱和度与动脉血氧饱和度有显著的相关性，故被广泛应用于各种急危重症的监护。脉搏血氧饱和度正常值为 96% ~ 100%，< 90% 常提示有低氧血症。

2）呼气末二氧化碳分压

呼气末二氧化碳分压主要是利用红外线原理、质谱原理或分光原理等测定呼气末部分气体中的 CO_2 分压。其数值可反映患者肺通气功能状态和计算二氧化碳的产生量，对使用呼吸机的患者具有指导呼吸机参数调节的意义。

3）肺通气量与血流量比例

正常人每分钟肺泡通气量（V）约为 4 L，肺血流量（Q）约为 5 L，则通气血流比值（V/Q）正常为 0.8。V/Q 值增大，意味着通气过剩，血流相对不足，部分肺泡气体未能与血液气体充分交换，致使肺泡无效腔增大。反之，V/Q 值下降，则意味着通气不足，血流相对过多，部分血液流经通气不良的肺泡，混合静脉血中的气体不能得到充分更新，犹如功能性动静脉短路。因此，无论 V/Q 值增大或减小，都会妨碍有效的气体交换，导致机体 O_2 缺乏和 CO_2 潴留。

4）血气分析

血气分析可为临床医生提供患者气体交换功能的基本数据，包括 pH 值、动脉血氧分压（PaO_2）、动脉血二氧化碳分压（$PaCO_2$）、碳酸氢根（HCO_3^-）浓度、动脉血氧饱和度、碱剩余、肺泡 – 动脉血氧分压差等。关于各项血气分析指标的具体意义将在后边血气分析部分详细介绍。

三、动脉血气和酸碱监测

（一）常用监测指标及其临床意义

1. 血 pH 值

血液的酸碱度正常值为 7.35 ~ 7.45，平均值为 7.40。pH 值 < 7.35 为失代偿性

酸中毒，pH 值＞ 7.45 为失代偿性碱中毒。pH 值是一个综合性指标，它既受代谢因素影响，又受呼吸因素影响。

2. PaO_2

PaO_2 是血液中物理溶解的氧分子所产生的压力，是判断缺氧程度的指标，正常值为 80 ~ 100 mmHg。轻度缺氧 PaO_2 为 60 ~ 80 mmHg，中度缺氧 PaO_2 为 40 ~ 60 mmHg，重度缺氧 PaO_2 ＜ 40 mmHg。临床上以 PaO_2 ＜ 60 mmHg 作为诊断呼吸衰竭的实验室依据。

3. 动脉血氧饱和度

动脉血氧饱和度是指动脉血单位血红蛋白结合 O_2 的百分比，正常值为 96% ~ 100%。

4. $PaCO_2$

$PaCO_2$ 是指血液中物理溶解的二氧化碳分子所产生的压力，正常值为 35 ~ 45 mmHg，主要受呼吸因素影响。临床上以 $PaCO_2$ ＞ 50 mmHg 作为诊断 Ⅱ 型呼吸衰竭的实验室依据。

5. 动脉血 HCO_3^-

动脉血 HCO_3^- 是以标准碳酸氢盐（SB）和实际碳酸氢盐（AB）来表示的。SB 是血浆温度在 38℃，动脉血氧饱和度为 100% 的条件下，经用 $PaCO_2$ 为 40 mmHg 的气体平衡后所测得的 HCO_3^- 浓度，正常值为 21 ~ 27 mmol/L；AB 是指经气体平衡处理的人体血浆中 HCO_3^- 的真实浓度（血气分析报告中的 HCO_3^-，即指 AB），正常值为 22 ~ 27 mmol/L。与 SB 相比，AB 包含了呼吸因素的影响。当两者都升高且 AB ＞ SB 时，提示代谢性碱中毒或呼吸性酸中毒代偿；当两者均降低且 AB ＜ SB 时，提示代谢性酸中毒或呼吸性碱中毒代偿。

6. 碱剩余

碱剩余是指在标准条件下，即血浆温度为 38℃，$PaCO_2$ 为 40 mmHg，动脉血氧饱和度为 100%，将 1 000 mL 动脉血 pH 值滴定至 7.40 时所需的酸或碱量。正常值为 –3 ~ +3 mmol/L。

（二）影响血气分析结果的因素

1. 采血时机

患者在吸氧情况下会明显影响动脉血气分析结果，如情况允许可停止吸氧或机械通气 30 min 后采血进行血气分析。

2. 心理因素

恐惧、精神紧张等会诱发患者呼吸加速，进而导致 $PaCO_2$ 降低；因疼痛或害怕出现屏气时可发生通气不足，进而导致 $PaCO_2$ 升高。

3. 采血量及肝素浓度

肝素用量过多可造成稀释性误差，使血 pH 值、$PaCO_2$ 偏低，PaO_2 值偏高，出现假性低碳酸血症。肝素用量过少，起不到抗凝作用。

4. 标本送检时间

$PaCO_2$、PaO_2 和乳酸的检测必须在 15 min 内完成，其余项目要求在 60 min 内完成。需做乳酸检测的标本检测前必须冷藏保存，其他项目检测标本可在室温或冷藏条件下保存，但都不超过 1 h。

四、消化系统监测

（一）胃肠功能监测

1. 胃肠黏膜 pH 值监测

研究表明，由于机体的自我调节以及胃肠黏膜对低灌注和缺氧的特殊敏感性，机体在许多应激情况下，如败血症、低血容量时组织灌注和氧合不足最先影响的是消化道。胃肠黏膜 pH 值反映其组织灌注和氧代谢情况，以及是否存在组织黏膜缺血缺氧低灌注。其正常值及其有临床意义的低限尚未完全确定，但一般认为胃肠黏膜 pH 值在 7.35 ~ 7.45 时为正常范围，而 7.32 为最低限，此值可信度能达到 90% 以上。

机体缺血缺氧首先减少胃肠黏膜等相对次要器官的灌注，因此胃肠黏膜 pH 值监测可判断复苏和循环治疗效果；预估脓毒症患者预后最有价值的指标是胃肠黏膜 pH 值和动脉血乳酸值；当发生严重并发症时，其他生命体征改变前数小时甚至数天，胃肠黏膜 pH 值已发生明显变化，因此胃肠黏膜 pH 值可用于危重患者并发症的预测。

2. 胃潴留监测

有以下指标之一应考虑胃潴留：①饭后 4 h 仍有 300 mL 液体存于胃内；②口服硫酸钡 4 h 后仍有 60% 以上在胃内；③禁食过夜后仍有 200 mL 以上胃内容物残留。

（二）肝功能监测

1. 血清酶监测

正常人体血清谷丙转氨酶（ALT）< 40 U/L，血清谷草转氨酶（AST）< 40 U/L，肝细胞受损时转氨酶活性随之升高。

2. 蛋白质代谢监测

测定血清蛋白水平和分析其组织化学的变化可以了解肝脏对蛋白质的代谢功能，主要测定项目为血清总蛋白、人血白蛋白和血清球蛋白，正常值分别是 60 ~ 80 g/L、40 ~ 50 g/L、20 ~ 30 g/L。人血白蛋白与血清球蛋白的比值为（1.5 ~ 2.5）：1。

肝功能异常时人血白蛋白降低，人血白蛋白与血清球蛋白的比值降低，甚至倒置。当人血白蛋白低于 25 g/L 时可出现腹水。

3. 凝血功能监测

肝脏合成凝血因子，肝功能衰竭导致凝血因子合成减少，进而导致凝血功能障碍、凝血酶原时间延长、凝血酶原活动度降低。

五、神经系统监测

（一）一般观察

1. 意识

临床上采用国际通用的格拉斯哥昏迷量表分级法。根据患者的运动反应、言语反应、睁眼反应 3 项指标来计分，以其总分判断病情的严重性。其计分最高为 15 分，8 分以下为昏迷，最低为 3 分。总分越低，表明意识障碍越重。

2. 瞳孔

瞳孔的变化是判断颅内疾病、意识障碍、药物中毒的一个重要指标。观察瞳孔形状、大小、边缘、双侧是否等大等圆，以及对光反射是否存在。

3. 各种反射及肢体活动

各种反射及肢体活动的观察包括生理反射、病理反射、脑膜刺激征、肌力的大小、有无偏瘫、失语、听力障碍等。

（二）颅内压监测

颅内压指颅内容物对颅腔壁产生的压力。颅内压监测是应用微型压力传感器将颅内压力转换为电能，再用记录器描记下来，对颅内压力的动态变化进行观察。持续颅内压监测对及时发现颅脑损伤患者的病情变化，指导治疗和判断预后有重要意义。

1. 监测方法

1）脑室内测压监测方法

经颅骨钻孔后，将硅胶导管插入侧脑室，然后连接换能器，接上监测仪即可测压（该法测压最准确，是目前临床上最常用的方法，但可能导致颅内感染、脑组织损伤和脑脊液漏出等并发症）。

2）纤维光导颅内压监测方法

颅骨钻孔后，将传感器探头以水平位插入 2 cm，放入硬脑膜外。此法操作简单，可连续监测，活动时对压力影响不大，是一种比较先进的颅内压监测方法。

3）硬膜外测压监测方法

将压力换能器放置于硬膜外测压，避免压迫过紧或过松，以免读数不准。此法发生感染较少，可长期监测但装置昂贵，不能普遍应用。

2. 正常值及临床意义

正常成人平卧时颅内压为 10 ～ 15 mmHg。颅内压 15 ～ 20 mmHg 为轻度增高，20 ～ 40 mmHg 为中度增高，＞ 40 mmHg 为重度增高。当颅内压≥平均动脉压，且失去正常搏动，无波动 5 min 以上时可诊断为脑死亡。

3. 影响颅内压的因素

1）$PaCO_2$

脑血管反应与细胞外液 pH 值改变有关。$PaCO_2$ 下降时，pH 值升高，脑血流量减少，颅内压下降，反之则增高。如脑外科手术时，用过度通气方式降低 $PaCO_2$，使脑血管收缩，脑血流量减少，颅内压降低。但若 $PaCO_2$ 过低致使脑血流量太少，则可引起脑缺血、缺氧，导致脑水肿，使其损害加重。

2）PaO_2

PaO_2 下降至 50 mmHg 以下时，脑血流量明显增加，颅内压增高。如长期有低氧血症的患者常伴有脑水肿，即使提高 PaO_2 至正常水平，颅内压也不易恢复正常。PaO_2 增高时，脑血流量及颅内压均下降。

3）其他

气管内插管、咳嗽、喷嚏、颈静脉受压均可使颅内压升高。颅内压与体温高低有关，体温每降低 1℃，颅内压下降 5.5% ～ 6.7%。颅内压还与血压有关，随着血压的升高而升高。

（三）脑电图监测

脑电图显示的是脑细胞群自发而有节律的生物电活动，主要反映皮质锥体细胞产生的突触后电位的总和。脑电图监测在急危重症监护中主要应用于：①监测脑缺血缺氧情况；②监测昏迷患者的脑功能，协助判断病情及预后；③用于诊断、监测大脑癫痫放电及预后评估。

（四）脑血流监测

大脑的血液供应对于维持脑的功能和代谢非常重要，脑组织对缺血缺氧高度敏感且耐受性差。各种病理状态，如创伤、休克、感染及呼吸心搏骤停等均可影响脑的血液供应，导致脑组织的损害并产生脑功能的改变。因此，脑血流的监测间接反映脑供氧及其功能状况，对了解神经系统功能和判断预后有一定的帮助。常用的脑血流监测方法有根据脑灌注压推测脑血流量、经颅多普勒超声监测、放射性核素测定脑血流量和脑血流图等方法。

六、泌尿系统监测

（一）尿量监测

尿量是肾功能变化最直接的指标，肾功能正常时尿量减少常提示肾血流量灌注不足，还可间接提示全身血容量不足。如果患者每日尿量超过 2.5 L，称为多尿；24 h 尿量< 400 mL 或每小时尿量< 17 mL 称为少尿；24 h 尿量< 100 mL 或 12 h 无尿液产生称为无尿。

（二）肾小球功能监测

1. 血尿素氮

血尿素氮是体内蛋白质的代谢产物，正常值为 3.2 ～ 7.1 mmol/L。血尿素氮大部分经肾小球滤过，经尿液排出，当肾实质有损害时，肾小球滤过功能降低，可使血中血尿素氮增高，因此，通过血尿素氮的测定可判断肾小球的滤过功能。

2. 血肌酐

血肌酐正常值为 50 ～ 110 μmol/L。肌酐主要从肾小球滤过而排出体外，故血肌酐浓度是反映肾小球滤过功能的常用指标。研究证实，只有当肾小球滤过率下降到正常的 1/3 及以下时，血肌酐才明显上升，所以该指标并非敏感指标。

3. 内生肌酐清除率

肾脏在单位时间内若干容积血浆中的内生肌酐全部被清除出去，称为内生肌酐清除率，是判断肾小球滤过功能的指标。正常值为 80 ～ 120 mL/min。由于肉类食物中含肌酐以及剧烈肌肉活动可产生额外肌酐，所以在进行内生肌酐清除率测定前应禁食肉类食物，避免剧烈活动，以确保血液中的肌酐来自常态下的肌肉代谢，从而保证内生肌酐清除率的准确。

4. 血 β_2 微球蛋白

血 β_2 微球蛋白是一种小分子球蛋白，可经肾小球完全滤过，但在肾小管内几乎完全重吸收。正常值为 0.8 ～ 2.4 mg/L。血 β_2 微球蛋白浓度升高见于肾小球滤过功能下降、体内存在炎症和肿瘤等情况。

（三）肾小管功能监测

1. 尿 β_2 微球蛋白

由于 β_2 微球蛋白在近曲小管内几乎被完全重吸收，因此，正常人尿中的 β_2 微球蛋白含量很低。正常值< 0.2 mg/L。肾小管疾病时尿中 β_2 微球蛋白含量升高，常作为用药监测指标，亦可用于上、下尿路感染的鉴别。

2. 尿浓缩稀释试验

尿浓缩稀释试验主要用于监测肾小管的重吸收功能。正常人昼尿量与夜尿量之比为（3～4）：1，夜间12 h尿量应＜750 mL。正常人尿比重正常值为1.003～1.030，最高尿比重与最低尿比重之差应＞0.009。最高尿比重＜1.003常提示肾浓缩功能不全。

3. 尿/血渗透压比

尿/血渗透压比是反映肾小管浓缩稀释功能的指标。正常情况下尿渗透压为600～1 000 mOsm/L，血渗透压维持于280～320 mOsm/L，尿/血渗透压值为（3～4.5）：1。急性肾衰竭时，尿渗透压接近血渗透压，比值常小于1.1。

4. 酚红排泄率

酚红排泄率是反映肾小管排泄功能的指标。正常成人15 min内酚红排泄率为25%～50%，60 min内为50%～75%，120 min内为55%～85%。若5 min内酚红排泄率＜2%，120 min内酚红排泄率＜55%，无肾外因素影响，可判断有肾功能不全。

七、体温监测

体温根据测量部位分为中心温度和体表温度。内部温度称中心温度，血液循环丰富，环境影响小，数值准确可靠，为真实体温。体表各部温差大，取平均值有临床意义。

（一）常用测量体温部位

1. 口腔温度

口腔温度是将口表放于患者的舌下或左右两侧颊部，以测量口腔内的温度。口腔温度的测量方法简单便捷，但对于重症患者、昏迷或者行气管插管时均无法配合，且张口呼吸、气体加热、冷或热的食物、环境温度变化均会影响体温监测的准确性；而对于已发生口腔黏膜炎的患者应禁用，炎症反应会使温度的测量偏高。因此口腔温度不作为ICU患者体温监测的推荐方法。

2. 腋下温度

腋下温度是目前临床上最常使用的测温部位，但其与中心温度的相差较大，且易受环境因素、患者出汗等因素的影响，不宜将其作为中心温度的检测部位。

3. 直肠温度

直肠温度是一种传统的测量中心温度的方法，其方法是将电子探头或者水银体温计置入直肠内10 cm进行温度测量，因其便捷、无侵袭，常被用于ICU患者体温的连续监测。与血管内温度的变化相比，直肠温度的变化有一定的滞后性。直肠温度的测量会引起患者不适，其测量受到患者体位的限制，同时存在直肠损伤或穿孔的风险，也可能增加患者肠道菌群的交叉感染机会。直肠温度监测禁用于中性粒细胞减少的患者。

（二）正常值及临床意义

正常成人体温随测量部位不同而异。口腔温度为 36.3 ～ 37.2℃，腋下温度为 36.0 ～ 37.0℃，直肠温度为 36.5 ～ 37.5℃。目前临床常用测量皮肤温度的方法是将探头置于胸壁、上臂、大腿和小腿四个部位测温后计算平均皮肤温度，计算公式：平均皮肤温度 =0.3×（胸壁温度 + 上臂温度）+0.2×（大腿温度 + 小腿温度）。大腿内侧皮肤温度与平均皮肤温度非常接近，也可直接将皮肤温度探头置于大腿内侧测得皮肤温度。连续监测皮肤温度与中心温度是了解外周循环灌注是否改善的有价值的指标。温差逐渐进行性增大是病情恶化的指标之一。当患者出现严重休克时，温差增大，经采取有效措施治疗后，温差减少，提示病情好转，外周循环改善。

第三章 常见急危重症的急救护理

第一节 心律失常

一、概述

心律失常是指心脏冲动的频率、节律、起源部位、传导速度或激动次序的异常。心律失常按其发生原理，可分为冲动形成异常和冲动传导异常；按照心律失常发生时心率的快慢，可将其分为快速性心律失常与缓慢性心律失常两大类。常见的快速性心律失常包括室性心动过速、心室扑动、心室颤动、心房扑动、心房颤动、阵发性室上性心动过速等；缓慢性心律失常包括窦性心动过缓、窦房传导阻滞、病态窦房结综合征、房室传导阻滞等。

（一）病因与发病机制

1. 病因

心脏的功能、血供、代谢和神经调节异常均可引起心律失常。常见的原因如下。

（1）生理性因素：精神兴奋、情绪激动、过度劳累、过量吸烟及饮酒、饮用咖啡、剧烈活动等。

（2）病理性因素：主要为各种器质性心脏病，如冠心病、风湿性心脏病、高血压性心脏病、心肌炎、心肌病、肺心病等。

（3）药物中毒：如洋地黄、奎尼丁、锑剂中毒。

（4）其他：①电解质与酸碱平衡紊乱（如低血钾、高血钾、低血钙、酸中毒等）；②部分系统疾病，如甲状腺功能亢进症、胆囊炎、胆石症、颅内压增高等及多种感染、高热、缺氧、低温等。

由于心脏内冲动发生与传导的不正常，而使整个心脏或其一部分的电活动变为过快、过慢、不规则，或者各部分电活动的程序发生紊乱。严重心律失常的危害在于心排血量减少和血压降低，影响脑、心、肺、肾等重要脏器的供血。

2. 发病机制

发病机制通常为冲动形成异常、冲动传导异常或两者兼而有之。

1）冲动形成异常

窦房结、结间束、冠状窦附近房室结的远端和希氏束－浦肯野系统等处的心肌细胞均具有正常自律性。自主神经兴奋性改变或其内在病变，均可使自律性受到影响。此外，原来无自律性的心房、心室肌细胞在心肌缺血、药物、电解质紊乱等病理状态下，也会出现异常自律性。低钾、高钙、儿茶酚胺浓度上升与洋地黄中毒时，也可导致持续性快速性心律失常。

2）冲动传导异常

常见的冲动传导异常包括传导途径异常、传导延迟或阻滞和折返激动。折返激动是所有快速性心律失常中最常见的机制。冲动传导至某一部位，该部位存在病理性或功能性的两条或以上途径，冲动循环往返于多条路径之间，即形成折返激动。

折返激动形成的条件：心脏两个或多个部位的传导性和不应性各不相同，相互连续形成一个闭合环；其中一条通道发生单向传导阻滞；另一通道传导缓慢，使原先发生阻滞的通道有足够的时间恢复兴奋性；原先阻滞的通道再次激动，从而完成一次折返激动。冲动在环内反复循环不已，产生持续性快速性心律失常。

（二）诊断

快速性心律失常可使心脏病的患者发生心绞痛、心力衰竭、肺水肿、休克。缓慢性心律失常可发生阿－斯综合征，引起晕厥或抽搐。严重心律失常时如不及时处理可能加重病情，甚至危及生命。

1. 病史及主要症状

（1）了解心律失常发生时的症状与感觉，如有无心悸、晕厥、意识障碍、出冷汗、脸色苍白等。

（2）了解有无诱发因素，如烟、酒、咖啡、运动与精神刺激等。

（3）了解心律失常的频率与起止方式。

（4）了解心律失常对患者的影响及后果。

（5）严重心律失常时可出现头昏、乏力、胸闷、抽搐、昏迷等，了解患者是否出现上述症状。

2. 主要体征

1）听诊体征

听诊内容包括心率、心律、心音。心律失常患者有心率加快或减慢、心律不齐、心脏有杂音或奔马律等体征。

2）血压改变

快速性心律失常会引起血压下降。

3）心电图改变

因心律失常的类型不同，可通过十二导联心电图检查了解心电图各波的形态、节律、频率与 PR 间期等，以及 P 波与 QRS 的关系。

3. 辅助检查

（1）心电图检查。各型心律失常心电图形态及特征，详见各型下介绍。

（2）动态心电图检查。连续记录 24 h 心电图的目的是：①了解心悸与晕厥等症状的发生是否与心律失常有关；②明确心律失常与日常活动的关系及昼夜分布特征；③评价抗心律失常药物的疗效等。

（3）心脏超声检查。心脏超声检查可以协助诊断有无器质性心脏病，如心肌病、先天性心脏病、急性心肌梗死等。

（三）急救措施

（1）吸氧：使患者持续鼻导管或面罩吸氧，开始流量为 4 ~ 6 L/min，稳定后降为 3 ~ 4 L/min。

（2）绝对卧床休息，床边心电图记录，严密监测心电图变化。

（3）床边备除颤器、起搏器、吸引器等。

（4）立即开通静脉通道，给予静脉套管针留置。

（5）根据医嘱正确及时地使用不同的抗心律失常药物。

（四）护理要点

1. 一般护理

（1）注意卧床休息，室性心动过速者应绝对卧床。

（2）做好心理护理，消除紧张、恐惧心理。

（3）避免情绪激动，保持病房安静。

2. 病情观察

（1）严密观察生命体征及意识情况，注意患者的症状有无改善。如有意识丧失、心搏呼吸停止，应立即进行心肺复苏。

（2）严密观察并记录动态心电监测变化，如心率、心律、血压变化及 ST 段改变，T 波有无异常或出现 Q 波，各种逸搏、室性期前收缩、心室颤动、房室传导阻滞等，并做好电复律准备。

（3）根据病情给予鼻塞吸氧，了解氧疗情况。

（4）阵发性室上性心动过速发作时可压迫眼球或颈动脉窦，刺激咽喉诱发呕吐以减慢心率，停止发作。

3. 药物护理

（1）按医嘱给予抗心律失常药物时，应注意剂量准确，并观察药物的不良反应及疗效。

（2）根据心率、心电波形、血压等及时调整抗心律失常药物。

4. 预见性观察

患者出现夜间阵发性呼吸困难或并发气促、发绀、心尖部奔马律等，常为心力衰竭的早期表现；若患者出现血压下降、脉率增快、面色苍白、尿量减少等，应警惕心源性休克的发生。

二、快速性心律失常

下面主要介绍快速性心律失常中的室性心动过速、心室扑动、心室颤动。室性心动过速、心室扑动、心室颤动是常见的危及生命的心律失常。室性心动过速，简称室速，位于心室内的心动过速，是一种严重的心律失常，常为阵发性，突然开始，突然结束，是异位起搏点，可以导致心室扑动及心室颤动而死亡。心室扑动，简称室扑，是心室快速、匀速而无力地收缩。心室颤动，简称室颤，因心脏完全失去收缩能力而呈蠕动状态，是引起猝死的常见原因。

（一）病因与发病机制

室性心动过速、心室扑动和心室颤动常与缺氧、情绪激动、突然用力、疲劳、饱餐有关。常发生于各种器质性心脏病的患者，最常见为冠心病，其次为代谢障碍、药物中毒（洋地黄）、QT 间期延长综合征等。此外，还与电击、低温麻醉、心脏机械电刺激等有关。

其发病机制大多为心室内多个折返中心形成不协调的冲动，经大小、方向不一的传导途径到达心室各部分，形成折返的基础，使心肌细胞的复极速度与不应期的长短不一致性明显增加。

（二）诊断

1. 室性心动过速

室性心动过速患者通常表现出心悸、胸闷、呼吸困难、全身乏力、眩晕等症状。

1）听诊

当心电图有 1∶1 逆向传导时，听诊颈动脉搏动可有大炮音持续存在。如伴宽 QRS 波群，常能听到宽分裂的心音，有时可听到奔马律。

2）心电图

（1）室性心动过速的心电图特征：①可见连续而迅速出现的宽大畸形的 QRS 波

群,时间超过 0.12s。②T 波的方向与 QRS 主波的方向往往相反。③P 波常埋在 QRS 波群内,有时也可见频率较慢的窦性 P 波与 QRS 波群无固定的显示,形成房室分离。④RR 间期可以绝对规则,也可有轻度不齐。⑤心室率为 150 ~ 200 次 /min。⑥室性融合波和心室夺获,表现为 P 波后提前发生一次正常的 QRS 波群。

（2）特殊类型的室性心动过速的心电图特征:①同一导联上室性 QRS 波的振幅和形态不断改变,呈多形性,每隔 3 ~ 10 个心搏逐渐或突然地改变其主波波峰方向,QRS 波尖围绕基线扭转。②常短阵发作,每阵历时数秒至 10 余秒,伴 QT 间期延长,T 波高耸、增宽,U 波增大。

2. 心室扑动和心室颤动

（1）心室扑动和心室颤动患者通常表现出晕厥、抽搐、昏迷,无心音、血压及大动脉搏动等症状。

（2）心电图特征:①正常的 QRS 波群形态,T 波基本形态消失,无法辨认,代之以基线的连续波动。②心室扑动波形代之于相对较大的正弦波,振幅大而规则,频率为 150 ~ 300 次 /min。③心室颤动波形,振幅与频率极不规则,频率为 150 ~ 200 次 /min。

（三）急救措施

1. 休息

使患者立即卧床休息,去除诱发因素。

2. 心肺复苏

评估患者生命情况,施行心肺复苏,准备除颤器。

3. 吸氧

使患者持续鼻导管或面罩吸氧,开始流量为 4 ~ 6 L/min,稳定后降为 3 ~ 4 L/min。

4. 建立静脉通道

迅速帮助患者建立静脉通道,用 18 G 或 20 G 套管针作静脉留置。

5. 心电监测

立即描记十二导联心电图,协助心律失常的诊断。

6. 心脏电复律

当心室颤动、心室扑动或室性心动过速伴有低血压、休克、急性心肌梗死、心力衰竭和脑血流灌注不足时,应迅速心脏电复律。非同步电击除颤首选 200 J,若无效,再用 300 J、360 J 重复。

室性心动过速患者药物治疗无效可给予同步直流电击复律,血流动力学稳定,用 50 ~ 100 J 复律,若无效,可用 200 J、300 J、360 J 重复。

7. 药物治疗

1）胺碘酮

对于顽固性心室颤动、室性心动过速连续三次电击无效可优选胺碘酮。心室颤动者初剂量为 300 mg，室性心动过速者初剂量为 150 mg 静脉推注，然后改为 1 mg/min 静脉泵入维持 6 h，再减为 0.5 mg/min 静脉维持 18 h，最高剂量一般不超过 2 g。

2）利多卡因

首次 1 ~ 1.5 mg/kg 静脉推注，无效可重复给药 50 ~ 75 mg，继而 1 ~ 3 mg/kg，微泵静脉维持，总剂量为 3 mg/kg。

3）普鲁卡因胺

利多卡因无效可考虑使用普鲁卡因胺，静脉注射 20 ~ 30 mg/min，直至转为窦性心律，总剂量为 17 mg/kg，或以 1.0 g 溶于 5% 葡萄糖注射液 250 mL 中，静脉滴注，2 ~ 4 mL/min，总量不超过 1.0 g。心律失常控制后可改为口服，0.5 ~ 1.0 g，每 6 h 一次，或以 2 ~ 6 mg/min 静脉滴注维持。

4）苯妥英钠：适用于洋地黄中毒引起的室性心动过速。以 125 ~ 250 mg 稀释于 20 mL 生理盐水中，缓慢静脉注射。

5）硫酸镁：适用于急性心肌梗死或高血压患者的尖端扭转型室性心动过速。以 25% 硫酸镁 10 mL 用生理盐水稀释至 40 mL，静脉缓慢注射。

6）其他抗心律失常药物：美西律、普罗帕酮等。

8. 起搏治疗

室性心动过速如发生在心动过缓的基础上，如病态窦房结综合征、完全性房室传导阻滞等，安装起搏器起搏后可不再发作。

（四）护理要点

1. 一般护理

（1）注意绝对卧床休息，保持病房安静。

（2）做好心理护理，消除不良刺激。

2. 病情观察

（1）监测生命体征及心电图各波的形态变化。

（2）注意病情变化，观察发病时意识状态、心电图、血流动力学改变，以及发作时的持续时间和频繁程度。

（3）确保静脉通道通畅，以保证用药。

（4）给予合适的氧浓度，观察氧疗情况，根据病情变化进行调节和记录。

（5）保持气道通畅，准备吸引器、抢救药品及抢救物品，随时做好心肺复苏及除颤的准备。

3. 药物护理

（1）观察药物的疗效，根据医嘱和病情变化及时调整抗心律失常药物并及时记录。

（2）熟练掌握常用抗心律失常药的浓度、剂量、用法及药物的作用和不良反应。利多卡因过量会出现反应迟钝、烦躁、抽搐以及心跳变慢等。胺碘酮会引起血管扩张、血压下降，应注意血压波动，QT间期延长，不能与普鲁卡因胺合用。使用硫酸镁、苯妥英钠时，应注意监测呼吸、血压、心率的变化。

4. 预见性观察

即使患者病情稳定仍需严密观察，除颤时如出现心搏骤停，应准备氧气、吸引器、急救药品，开放好静脉通路。

三、缓慢性心律失常

缓慢性心律失常包括窦性心动过缓、窦房传导阻滞、病态窦房结综合征和房室传导阻滞等。以下讨论严重窦性心动过缓和房室传导阻滞。

严重窦性心动过缓是指窦房结发出的频率低于45次/min，可能为生理性或病理性。严重者有反复晕厥发作，应及时处理，否则可危及生命。

房室传导阻滞是指冲动自心房经房室交界区至心室的传导过程中，冲动因房室交界区发生传导延迟或阻断。房室传导阻滞可为一过性、间歇性和持续性。按阻滞程度可分为三大类：一度、二度和三度，同一患者可同时存在不同程度的传导阻滞。

（一）病因与发病机制

1. 严重窦性心动过缓

（1）严重窦性心动过缓常见病因：①生理性病因，如经常锻炼；②病理性病因，如冠心病、急性心肌梗死、急性心肌炎、心肌病、甲状腺功能衰退等；③药物副作用。

（2）严重窦性心动过缓发病机制：多数是由迷走神经张力的增高，少数是由窦房结本身发生了病变所致。

2. 房室传导阻滞

（1）房室传导阻滞常见病因：①冠心病、急性心肌梗死，特别是下壁心肌梗死时；②多种感染所致的心肌炎，以风湿性心肌炎最常见；③药物中毒，以洋地黄中毒多见；④传导系统的退行性变，以及先天性心脏病有房室间隔缺损时。

（2）房室传导阻滞发病机制：由于房室交界区的绝对不应期极度延长，占据整个心电周期，以致所有室上性激动均不能下传到心室；心房与心室分别由两个节律点控制，两者互不相干，形成房室脱节。

（二）诊断

1.严重的窦性心动过缓

（1）一般无明显症状，可有头晕、头昏、眼花，突发时可引起晕厥。体检心率小于 45 次 /min，心律规则。

（2）心电图示有窦性 P 波呈规律出现，PP 间期延长，大于 1.0 s，PPRR 间期可有轻度延长，常伴有窦性心律不齐。

2.房室传导阻滞

（1）常有疲劳、乏力、头晕、心悸等症状，心率缓慢且规则时，患者可无症状。心率在 40 次 /min 以下者，可有头晕、目眩，甚至晕厥，出现抽搐、口吐白沫、鼾声呼吸，阿 – 斯综合征发作，甚至出现心脏停搏。

（2）心电图特征：①一度房室传导阻滞。PR 间期≥ 0.21s，QRS 波、PR 间期正常。②二度房室传导阻滞。莫氏Ⅰ型（文氏型阻滞）：PPRR 间期逐渐延长，RR 间期逐渐缩短，直至 P 波不能下传心室后 QRS 波脱落，形成（3：2）~（5：4）房室传导阻滞。莫氏Ⅱ型：PR 间期恒定，每隔 2 个或数个 P 波后脱落 1 个 QRS 波，形成 2：1、3：1 或 4：1 传导阻滞。③三度房室传导阻滞即完全性房室传导阻滞：P 波与 QRS 波无关，各有其固定的规律，PP 间期相等，RR 间期相等，RR 间期大于 PP 间期；QRS 波群正常或增宽。

（三）急救措施

1.吸氧

鼻导管或面罩吸氧，流量 3 ~ 4 L/min，持续监测脉搏血氧饱和度。

2.开放静脉通道

及时开放静脉通道，立即检查十二导联心电图和床边胸部 X 线摄片。

3.监测心电图和血压

持续心电监测和血压监测，注意心电图和血压的变化。

4.药物治疗

如果心室率低于 45 次 /min，并有头晕甚至晕厥时，可酌情给予阿托品 0.3 mg，口服，每天 3 次，或肌内注射阿托品 0.5 ~ 1.0 mg，必要时可直接静脉推注；异丙肾上腺素 10 mg，口服，每天 3 次，伴低血压者可口服麻黄碱 25 mg，每天 3 次。若药物治疗无效，仍有晕厥反复发作，必要时可安置人工心脏起搏器。

5.根据情况给予相应的处理

一度、二度Ⅰ型房室传导阻滞一般不予处理，但应观察。二度Ⅱ型房室传导阻滞或三度房室传导阻滞，应给予药物治疗。

（1）阿托品 0.5 ~ 2 mg 静脉注射，适用于房室结阻滞的患者。

（2）异丙肾上腺素 1 ~ 4 μg/min 静脉注射。1 mg 异丙肾上腺素加入 5% 葡萄糖注射液或生理盐水 500 mL 中，缓慢静脉滴注，滴速随心率调节；或 1 mg 加 49 mL 生理盐水，微泵注射，3 mL/h 开始根据心率调节，控制心率在 60 ~ 70 次 /min。

（3）对症状明显心室率减慢者，应及时给予临时性起搏和永久性起搏治疗。

（4）对于阿 – 斯综合征患者立即心肺复苏，行紧急导管起搏术。

（四）护理要点

1. 病情观察

（1）监测生命体征，心电监测，动态观察心电图变化如心律、PR 间期等。

（2）监测电解质、血氧饱和度。

（3）确保静脉通道通畅，以保证用药。

（4）保持气道通畅，观察氧疗效果，根据病情和医嘱调节氧浓度。

2. 药物护理

（1）根据药物的疗效与心率变化，及时调整药物的滴注速度并及时记录。

（2）对于心肌梗死的患者，应慎用异丙肾上腺素，可能会导致心律失常；阿托品、异丙肾上腺素使用不宜过久，超过数天往往会发生不良反应。

（3）熟练掌握常用的阿托品、异丙肾上腺素的浓度、剂量、用法及药物的作用和不良反应。

3. 预见性观察

通过预测的预见性思维对患者进行病情观察。如观察患者的意识，有无头晕、目眩、晕厥、抽搐、口吐白沫、鼾声呼吸、阿 – 斯综合征发作等，来预测患者是否有心律失常和心搏骤停的可能，以方便随时做好一切抢救准备。

第二节　心搏骤停

心搏骤停是指各种原因引起的心脏突然停止跳动，丧失泵血功能，导致全身各组织严重缺血、缺氧。

心搏骤停是临床上最危急的一种情况，心肺复苏术是最初的急救措施，心肺复苏时间与其存活率有密切的关系。一般情况下，心跳停止 10 ~ 15 s 意识丧失，20 ~ 30 s 呼吸停止，60 s 瞳孔开始散大固定，4 min 糖无氧代谢停止，5 min 脑内三磷酸腺苷枯竭，能量代谢完全停止，故一般认为，完全缺血缺氧 4 ~ 6 min 脑细胞就会发生不可逆的损害。

一、病因

（1）冠心病是最常见的原因，其中70%死于医院外。冠心病猝死者有10%死于发病后15 min内，30%死于发病后15 min至2 h。

（2）重症心肌炎。

（3）由气管异物、水肿引起气道阻塞及脑部病变（肿瘤、出血、外伤）导致的颅内压增高，可致呼吸停止。

（4）严重的低血钾、高血钾、高血镁、酸中毒均可引起心搏骤停。

（5）毒物、药物中毒及药物过敏。

（6）各种原因引起的休克。

（7）麻醉过深、气管插管及手术牵拉对迷走神经的刺激，心血管检查等，可引起心搏骤停。

二、诊断

心脏性猝死多无典型前驱症状和体征，回顾性统计提示，在发生心搏骤停前数小时或数日，部分患者可出现胸痛、气促、乏力、软弱、持续性心绞痛、心律失常、心衰等症状，亦可无前驱症状，瞬即发生心搏骤停。临床判断心搏骤停的指标如下。

（1）突然丧失意识并伴全身抽搐。

（2）大动脉搏动消失。

（3）心音消失。

（4）无呼吸或仅有濒死样喘息。

（5）瞳孔散大。

（6）皮肤及黏膜发绀。

（7）血压测不到。

（8）手术视野出血停止。

其中突发意识丧失、大动脉搏动消失、无呼吸或仅有濒死样喘息，被称为"心搏骤停三联征"。心搏骤停发生后，全脑血流急剧减少，表现为突发意识丧失，可伴有"癫痫样"全身抽搐，部分患者有一过性濒死样喘息，这是一种张口、叹息样呼吸，时间间隔越来越长，持续数秒到数十秒，随后呼吸完全停止。

三、急救措施

为成功挽救心搏骤停患者的生命，1992年10月，美国心脏协会正式提出"生存链"概念。成人生存链是指对突然发生心搏骤停的成人患者所采取的一系列规律有序的步骤、规范有效的救护措施，将这些抢救环节以环链形式连接起来，就构成了一个挽救生命的"生命链"。生存链中各个环节必须环环相扣，中断任何一个环节都可能影响患者的预后。心搏骤停急救生存链按院内和院外出现心搏骤停的患者进行划分，分为院外心搏骤停与院内心搏骤停两条生存链，以明确患者获得救治的不同途径。但不论心搏骤停在何处发生，均应立即进行心肺复苏，尽快恢复自主循环，最终达到脑神经功能的良好地存活。

四、心肺脑复苏

心肺复苏是针对呼吸停止、心搏骤停所采取的抢救措施，包括基础生命支持、进一步生命支持和持续生命支持三部分，而复苏的最终目的是恢复脑功能，故心肺复苏又发展成心肺脑复苏。

2010 年心肺复苏新准则有了较大的变革，同时根据实证医学的研究和积累，近年来临床对心肺复苏有了新的认识和进展。

（一）基础生命支持

基础生命支持又称初级心肺复苏或现场急救，即心肺复苏中的 C-A-B 步骤。

1. 人工循环（C）

建立人工循环是指用人工的方法促使血液在血管内流动，并使人工呼吸后带有新鲜空气的血液从肺部血管流向心脏，再流经动脉，供给全身主要脏器，以维持重要脏器的功能。

1）判断大动脉搏动

（1）方法：左手仍置于患者的前额，使头部保持后仰，右手触摸患者近侧颈动脉。可用示指及中指指尖先触及气管正中部位，男性可先触及喉结，然后向旁滑移 2～3 cm，在气管软组织深处轻轻触摸颈动脉搏动。

（2）注意点：①触摸颈动脉时不能用力过大，以免颈动脉受压，妨碍头部血供，检查时间不要超过 10 s；②未触及搏动表明心搏已停止，注意避免触摸感觉错误（可能将自己手指的搏动感觉误认为患者脉搏）。

2）胸外按压术

（1）定位：①胸骨中、下 1/3 交界处。②剑突切迹上二横指，即以右手无名指沿患者肋弓处向上滑移至剑突的切迹，以切迹作为定位标志，将右手示指、中指两指横放在胸骨下部切迹上方，示指上方的胸骨正中部即为按压区。

（2）方法：患者应仰卧于硬板床或地上。硬板宽度应超过床的宽度。以左手的掌根部紧贴示指上方，放在按压区，将右手掌根重叠放于左手的掌根上，右手的手指插入左手手指间，使两手手指交叉抬起脱离胸壁。抢救者双臂应绷直，双肩在患者胸骨上方正中，垂直向下用力按压，按压利用髋关节为支点。

（3）按压频率：成人 100 ～ 120 次 /min。

（4）按压深度：成年人 5 ～ 6 cm。

（5）按压与呼吸的比：对于成人，按压与呼吸的比为 30：2。

（6）按压常见的错误：①按压定位不准确，手指压在胸壁上，造成肋骨或肋软骨骨折，肝破裂、肺损伤、气胸、血胸及心脏压塞等；②冲击式按压或按压节律不匀，按压时肘部弯曲，放松时手离开胸壁；③两手指没有重叠而是交叉放置。

（7）注意事项：①按压部位要准确，按压力度要适宜；姿势要正确；肘关节伸直，放松时掌根不离开胸壁；②按压平稳，节律均匀，不能冲击式按压；用力垂直，不能左右摆动；③当有效按压时，能触及患者颈动脉或股动脉搏动，肱动脉收缩压 ≥ 60 mmHg。

3）婴儿的心肺复苏要点（＜1 岁为婴儿）

（1）判断婴儿意识：拍足跟部，如能哭泣则为有意识。

（2）人工呼吸：救护者可用口贴紧婴儿的口与鼻，施行口对口鼻人工呼吸，婴儿头不可过度后仰，以免气管受压，影响气道通畅，可用一手托颈，以保持气道平直。

（3）检查肱动脉：婴儿因颈部肥胖，颈动脉不易触及，可检查肱动脉。

（4）胸外按压的部位：两乳头连线与胸骨正中线交界点下一横指处。

（5）胸外按压的方法：①婴儿仰卧在坚硬的平板上，根据救护者的手和患儿胸廓大小的不同，用 2 ～ 3 个手指轻轻下压 2 cm 左右。注意，应避免按压胸骨最下部的剑突；②用救护者的一只手及前臂托住婴儿的背部，有效抬起婴儿的两肩，使头部后仰，保持气道通畅的位置，另一只手作胸外按压；③儿童仰卧在坚硬的平板上，用一只手掌根按压，频率为 100 次 /min，婴儿频率大于 100 次 /min，新生儿频率为 120 次 /min；④胸外按压频率与人工呼吸的比，婴儿为 5：1，新生儿为 3：1。

2. 判断和畅通呼吸道（A）

1）判断患者意识

（1）方法：轻拍或轻摇患者的肩部，呼叫患者的姓名或"喂！你怎么啦"，判断患者有无意识，并应立即检查呼吸和大动脉搏动，若无意识则呼叫"来人啦！救命啊"。

（2）患者体位：使患者取仰卧位。注意摇动肩部时不可用力过重，以防颈椎骨折使患者损伤加重；呼叫来人时让周围的人协助拨打"120"。若患者摔倒时面部向下，应小心转动，保护颈椎，将患者双手上举，救护者一手托住患者颈部，另一手扶住肩部转动至仰卧位。

2）畅通呼吸道

（1）去除口腔和气道的异物和分泌物。

（2）开放气道：①压额抬颌法。松开患者的衣领、裤带，一手掌的小鱼际肌置于患者前额使头部后仰，另一手的示指与中指置于下颌或下颚，抬起下颌或下颚，使下颌垂直于水平线，但越小儿童抬起下颌的幅度应越小。②下颌突出法。将双手分别置于患者的两侧下颌，抓紧下颌关节，使下颌往上往前；而另一方面手心用力，使额头往后倾。怀疑有颈椎骨折者应使用该法。

3）判断呼吸

（1）在畅通呼吸道后，用看、听、感觉同时判断呼吸。

（2）方法：看，眼睛看胸廓有无起伏。听，耳听患者呼吸的声音。感觉，面部感觉患者有无呼吸气流。

（3）注意点：畅通气道后方可判断呼吸；观察呼吸 5 s 左右；有呼吸者维持气道通畅的位置；无呼吸者立即做人工呼吸；部分因气道不畅而发生窒息者，在畅通气道后可恢复自主呼吸。

3. 人工呼吸（B）

口对口、口对鼻人工呼吸法是现场急救时快速有效的方法。救护者用力吹气将气体吹入患者气道，以维持肺泡通气和氧合作用，减轻机体缺氧和二氧化碳潴留。

（1）方法：在保持气道通畅的前提下，急救者一手掌的小鱼际肌按住患者前额，其拇指和示指捏紧鼻翼防止吹气时气体从鼻孔逸出。救护者张嘴深吸气，双唇包住患者的口部，形成一个密闭腔，然后用力吹气使胸部上抬。吹气完毕，救护者抬头换气，并松开拇、示指。让患者的胸廓及肺依靠其弹性自动回缩，排出肺内的二氧化碳。连续吹气两次，每次吹气 2 s，潮气量为 700 ～ 1 000 mL（成人），2000 年国际新标准认为应给予较少的潮气量，以防胃扩张。

（2）注意点：①口对口呼吸时应注意自我保护，可先垫上一层薄纱布，有条件者用口对面罩或口对口咽通气管吹气。②吹气频率为成人 10 ～ 12 次 /min，儿童（1 ～ 8 岁）20 次 /min，婴儿（小于 1 岁）20 次 /min。③儿童吹气量视年龄不同而异，以胸廓上抬为准。

4. 电击除颤（D）

心肺复苏的黄金程序为 C—A—B，但对于目击倒下或心电示波为室颤时，应将 D 放在首位。立即行非同步电击除颤。

（1）部位：除颤器的两个电极板，一个放置在右锁骨中线第 2 肋间，另一个心尖部的电极板放置在左腋或中线第 5 肋间。

（2）电极板的大小：成人使用电极板约 10 cm，儿童约 8 cm，婴儿约 4.5 cm。

（3）方法及步骤：①选择能量。成人首次 200 J，若无效第二次 200～300 J，第三次 360 J。儿童首次 2 J/kg，不成功则 4 J/kg。②充电。按除颤器或电极板上的充电按钮，立即充电到所需的能量。③放电。同时按两个电极板的按钮，给予电击除颤。

（4）注意事项：①电极板上涂导电糊，以增加电流的穿透能力，并应防止皮肤烧伤。②牢固按压电极板，以减少胸壁阻力。③电击前观察前后左右，喊口令"你让开，我让开，大家都让开，电击"，确保在场人员离开或不要触及患者的身体。④反复多次除颤可引起局部皮肤灼伤，若存在灼伤的情况，可局部涂用蓝油精。连续三次除颤，如不成功则进行药物除颤。⑤快速电极板观察心律。可在患者没有脉搏或没有循环现象时，并且无心电监测仪的紧急情况下使用除颤器电极板快速观察心律；使用方法是首先直接将电极板放在患者胸部右侧及心尖部位，然后打开示波屏观看心电图波形。

（二）进一步生命支持

进一步生命支持是在基础生命支持基础上应用辅助设备及特殊技术，建立和维持有效的通气和血液循环，建立有效的静脉通路，识别及治疗心律失常，改善并保持心肺功能及治疗原发病。其中主要包括呼吸支持、循环支持、查找病因和并发症的防治。

1. 呼吸支持

呼吸道的器材应适宜且固定妥善，并保证足够的有效通气及给氧量。尽快给予呼吸道的器材，呼吸道的器材有气管封闭气管导管、气管插管、环甲膜穿刺及人工呼吸机等。

（1）食管封闭气管导管：适用于无自主呼吸的昏迷患者，用一个带有套囊的管子穿插在面罩上，远端开口用软塞塞住，将导管盲端插入食管，面罩盖在口鼻处，给套囊充气以封闭食管，可以防止通气时的胃膨胀和胃液反流。

（2）气管插管：尽早、尽快地进行气管插管可确保氧疗，且有助于防止误吸，利于气道吸引和气管内给药。气管插管最好在 30s 内完成，同时应注意监测血气和脉搏血氧饱和度。

（3）环甲膜穿刺：当用各种方法都不能缓解气道阻塞且情况紧急时，可用粗针头经环甲膜穿刺后维持通气。

（4）人工呼吸机：人工机械辅助通气是一种理想有效的通气方法，可应用定/压定容型呼吸机，常采用间歇正压呼吸或持续气道内正压呼吸，当自主呼吸较强时，进行同步间歇指令呼吸或同步压力支持呼吸，且不可轻易停用呼吸机支持。如果出现急性呼吸窘迫综合征，应改用呼气终末正压呼吸。人工通气的理想指标是：二氧化碳分压降至 35 ~ 45 mmHg，氧分压上升超过 80 mmHg。

2. 循环支持

除继续人工胸外心脏按压或使用机械胸外心脏按压器以外，应尽快建立静脉通道，进行心电监测，确认心律失常的种类，给予心律异常的合适治疗方式。

1）主动脉内球囊反搏

在胸主动脉内安置一气囊导管，借助气囊的收缩和舒张来辅助心脏工作，减轻心脏负担，最适合急性心肌梗死患者出现的低心排血量综合征、左心力衰竭。

2）心脏复律

（1）心前区叩击：心搏骤停中室颤占 90%，发病不超过 1 min 时心肌尚无明显缺氧，此时给予心前区叩击能产生 5 J 电能，可使部分室颤患者复律。救护者左手掌放在胸外心脏按压部位，右手握拳上举 25 cm 后向下叩击一次自己的左手背。

（2）心电监测：应用心电监测仪做持续心电监测，以帮助尽早发现心律失常，医护人员必须能识别常见的心律失常并掌握其处理方法，以使患者获得最大的安全。

（3）电击除颤：电击除颤是室颤最有效的治疗方法，应越早越好，一旦明确为室颤，应尽快使用除颤器。室颤发生早期一般为粗颤，此时除颤易成功，故应争取在 1 min 内进行，如室颤波细小，可注射肾上腺素，变为粗颤波后再行电除颤。

（4）建立静脉通道：心脏停搏时，应开通近心端静脉通路，前臂远端静脉和大隐静脉是不理想的通路。

（5）给予合适的药物：即给予心搏骤停时使用的药物和抗心律失常药物。①当心搏停止或无脉搏心电活动时，首选药物为肾上腺素。肾上腺素的作用机制是通过兴奋 α 受体、β 受体来提高冠状动脉的灌注压；其主要作用是增加心肌和外周血管张力，使心率增快、心排血量增加、冠状动脉血流增加，从而改善心肌缺血缺氧，利于心脏复跳。其经典用法是静脉注射肾上腺素 1 mg，每 3 ~ 5 min 一次，气管内给药 2 ~ 2.5 mg/ 次。若不成功可考虑以下方案，中剂量，静脉注射肾上腺素 2 ~ 5 mg，每 3 ~ 5 min 一次；递增量，静脉注射肾上腺素 1 mg、3 mg、5 mg，每 3 ~ 5 min 一次；高剂量，静脉注射肾上腺素 0.1 mg/kg，每 3 ~ 5 min 一次。注意高剂量并不能增加心肺复苏存活率，反而易造成急救后心肌功能异常。②在心室颤动及无脉搏室性心动过速连续三次电击后，首选药物是加压素，加压素是一种抗利尿激素，高剂量时使周围血管收缩，半衰期为 10 ~ 20 min，因作用时间较长，因此作用优于肾上腺素。加压素被证实能增加冠状动脉灌注量（20 mmHg）；增加主要器官的血流量；增加心室颤动的平均频率和脑部氧供给。到目前为止，加压素是心室颤动急救中可用来代替肾上腺素的急救药物，但对于心跳停止或无脉搏心电活动（PEA），加压素的治疗效果未定。其经典用法为 40 U，静脉注射，只给一次剂量。③抗心律失常药物。利多卡因为室性心律失常的首选药物，用于室颤时剂量为 1.0 ~ 1.5 mg/kg，静脉推注，1 ~ 4 mg/min 微量注射泵静脉维持，气管内给药 2 ~ 4 mg/kg。胺碘酮在心室颤动及无脉搏室性心动过速的治疗中，连续三次电击无效而采取药物治疗时，胺碘酮优于利多卡因。用法是心室颤动时胺碘酮初始剂量为 300 mg，静脉推注，无脉搏室性心动过速时初始剂量为 150 mg，静脉推注，然后 1 mg/min 静脉维持 6 h，再减为 0.5 mg/min 静脉维持 18 h，最高剂量一般不超过 2 g。不良反应为可引起动脉血压下降（约 16% 的患者）和成人呼吸窘迫综合征，故呼吸道疾病患者应避免使用。普鲁卡因胺适用于利多卡因禁忌或无效时，剂量为 20 mg/min，最大剂量为 17 mg/kg，直到心律失常被抑制。阿托品用于治疗心动过缓、房室传导阻滞和心电静止的患者，剂量为 0.5 ~ 1 mg，静脉注射。异丙肾上腺素适用于脉搏缓慢且阿托品应用无效时，用法为 1 mg 加入 500 mL 液体中，静脉滴注。维拉帕米用于阵发性室上性心动过速，用法为 5 ~ 10 mg，静脉注射。

3. 查找病因

寻找原因，明确诊断并立即处理。引起心搏骤停且可逆的常见原因可概括为 5-H 和 5-T。5-H：低血容量、低氧、酸中毒、电解质紊乱、低温；5-T：中毒、急性心包填塞、张力性气胸、急性心肌梗死、肺栓塞。

4. 并发症的防治

1）纠正酸中毒和电解质紊乱

心搏骤停早期大多因通气障碍而引起呼吸性酸中毒，因此需加强通气。当有高钾血症、血气分析为代谢性酸中毒时，或心搏骤停心肺脑复苏超过 10 min 者，则考虑使用碳酸氢钠。碳酸氢钠的剂量宜小，可反复使用，按血气分析结果加以调节，其使用原则为延时、间歇、慎用。电解质中主要是钾、钠、镁和氯的调节，高钾经利尿和补钠、钙调整，低钠一般不需处理，低钙要纠正，但量要适中。要注意水在组织的滞留，以避免加重脑水肿。

2）脑缺氧的防治

一般采用低温疗法，尽早头部降温，配合体表降温，必要时采用冬眠合剂，使体温降至 32 ~ 34℃，以降低脑细胞代谢，保护脑细胞。还可以用 20% 甘露醇 125 ~ 250 mL、地塞米松 10 ~ 20 mg（每 6 h 一次）和白蛋白等。

3）纠正低血压和改善微循环

当自主循环恢复后，既要用升压药提高脏器灌注，也需要用扩血管药加大脉压，降低体循环血管阻力，减轻心脏负荷，改善微循环。休克时应选用正性肌力药物如多巴胺、多巴酚丁胺、间羟胺等；根据不同的血流动力学状态，选用扩动脉或扩静脉药物如硝酸甘油。

4）多脏器功能衰竭防治

加强心律、心率、血流动力学、血气、体温、肝肾功能、血凝系统等的监测，尽早采取措施，及时处理，以防止多脏器功能衰竭的发生。

（三）持续生命支持

持续生命支持的重点是脑保护、脑复苏及复苏后疾病的防治，除此之外还应严密监测心、肺、肝、肾、凝血及消化器官的功能。

1. 脑完全性缺血、缺氧的病理生理

脑组织在人体器官中最容易受缺血的伤害，这是由于脑组织的高代谢率、高耗氧和对高血流量的需求。静息时氧供为人体总摄取量的 20%，血流量占心排血量的 15%。脑血流低于 20 mL/min 即有脑功能损害，低于 8 mL/min 时可导致不可逆性损害。脑内的能量储备很少，所储备的三磷酸腺苷和糖原在心搏停止后 5 ~ 10 min 完全耗竭，脑血流中断 5 ~ 10 s 就会发生晕厥，超过 4 ~ 6 min 脑细胞就会发生不可逆的损害，心肺复苏重建循环后发生或发展的上述病理生理变化（即"无血流"现象），可能是脑细胞死亡的主要原因。另外，细胞内钙离子浓度增加也是引起缺血、缺氧后脑细胞死亡的因素之一。因缺血缺氧，脑组织内的毛细血管通透性增加，静水压增高，血管内液体与蛋白质进入细胞外间隙，可形成脑水肿。这些研究对提高脑复苏成功率具有指导意义。

2. 脑复苏

根据脑缺氧损害发生与发展的规律，脑复苏疗法主要针对四个方面，即降低脑细胞代谢率、加强氧和能量供给、促进脑循环，以及纠正可能引起继发性脑损害的全身或颅内的病理因素。具体可通过以下四个方面实施。

1）维持血压

将血压维持在正常或稍高于正常水平，以恢复脑循环和改善周身组织灌注，同时应防止血压过高而加重脑水肿，防止血压过低而加重脑及其他脏器组织缺血缺氧。

2）呼吸管理

脑复苏患者一般采用气管插管、人工呼吸机等辅助呼吸，维持 pH 值和 $PaCO_2$ 正常即可。CO_2 排出过多会使脑血管收缩，血流减少。

3）降温和高压氧治疗

（1）降温对防止脑水肿、降低颅内压非常重要，是脑复苏的重要措施之一。降温越早越好，1 h 内降温效果最好，最好在复苏的 5 ~ 30 min 进行，在心脏按压的同时用头部冰帽或冰枕降温，体表大血管处冰敷配以人工冬眠等，一般降至 33 ~ 34℃（亚低温）。研究表明，亚低温时脑组织病理损害积分和神经缺失积分均明显降低。

降至 28℃时脑电活动明显呈保护性抑制状态,若降至 28℃以下则易诱发室颤等严重心律失常,故宜采用头部降温法。降温一般需 2 ~ 3 天,严重者需 1 周以上。

（2）高压氧治疗可增加脑水肿时脑组织的氧供,降低颅内压,改善脑循环,增加局部血供。

4）药物应用

（1）冬眠药物:可消除低温引起的寒战,解除血管痉挛,改善血流灌注和辅助物理降温。可选用冬眠 1 号（盐酸哌替啶 100 mg、异丙嗪 50 mg 和氯丙嗪 50 mg）肌内注射。

（2）脱水药物:在血压平稳的基础上及早使用脱水剂。①高渗性脱水剂有甘露醇、甘油果糖、高渗性葡萄糖、血清蛋白、血浆等,其作用机制为提高血浆渗透压,水分子逆渗透梯度从脑组织到血浆,使脑组织脱水,脑体积缩小,颅内压下降。需注意甘露醇有可能引起不可逆的肾功能损害,故老年人使用时应慎用。②利尿剂如呋塞米,其特点是作用快、强、短;静脉滴注后 2 ~ 5 min 利尿,剂量为 20 ~ 40 mg/ 次;作用机制为通过利尿剂使机体脱水,大量水分子排出使脑组织脱水,从而使颅内压下降。

（3）激素:首选地塞米松,能保持毛细血管和血脑屏障的完整性,减轻脑水肿,降低颅内压,改善微循环;常用 10 ~ 20 mg,静脉推注。

（4）促进脑细胞代谢的药物:可使用三磷酸腺苷以供应脑细胞能量,恢复钠泵功能,有利于减轻脑水肿;此外,还可应用辅酶 A、细胞色素 C 等与脑代谢有关的药物。

（5）巴比妥类药物:可用镇静、安眠等止痉药物,该类药物对不全性缺血、缺氧的脑组织有良好的保护作用。

不同程度的脑缺血、缺氧经过处理后可能有四种转归,即:①完全恢复;②恢复意识,但可能有智力减退、精神异常,肢体功能障碍等;③去大脑皮质综合征,即患者无意识活动,但有呼吸及脑干功能;④脑死亡,包括脑干在内的脑组织不可逆性损害。

3. 维持循环功能

进行心电、血压监测,密切观察心电图变化,发现心律失常及时处理;观察末梢循环,心搏恢复后常有血压不稳定或低血压状态,为判定有无低血容量及掌握好输液量和速度,宜作 CVP 监测。可将 CVP、动脉压和尿量三者结合起来分析,以指导输液治疗。动脉压低,CVP 高,尿少显示心肌收缩无力,以增加心肌收缩力为主。若心率慢于 60 次 /min,可使用异丙肾上腺素;若心率快于 120 次 /min,可使用去乙酰毛花苷,通常以多巴胺最为常用。如果体内液体相对过多,可适当给予呋塞米静脉注射。

4. 维持呼吸功能

加强气道管理，保持呼吸道通畅，持续进行有效的人工通气，注意气道湿化和清除呼吸道分泌物，选择适合的通气模式与通气参数，进行血气监测，防治肺部感染，加强抗炎对症治疗，促进自主呼吸尽快恢复正常。

5. 纠正酸中毒和电解质紊乱

根据动脉血气、酸碱分析决定碳酸氢钠的用量，监测电解质，及时处理低钾和高钾，纠正低钙。

6. 防治肾衰竭

应留置导尿管，观察尿液的颜色，监测每小时尿量，记录 24 h 进出量，定时检查血、尿、尿素氮和血肌酐浓度、血电解质浓度，分析尿少的原因，予以相应的治疗。重要的是心跳恢复后必须及时稳定循环、呼吸功能，纠正缺氧和酸中毒，从而预防肾衰竭的发生。

7. 观察患者的症状和体征

（1）观察意识、瞳孔、自主呼吸的恢复情况。如果患者瞳孔对光反射恢复，角膜、吞咽、咳嗽等反射逐渐恢复，说明病情好转。

（2）防止继发感染。保持室内空气新鲜，病情许可时勤翻身、叩背，防止压疮的发生；注意口腔及眼部护理；吸痰时严格无菌操作，以防继发肺部感染。

五、护理要点

（一）一般护理

（1）置患者于单人抢救室或复苏室，抢救药品、物品应处于应急状态。

（2）抢救场所保持良好的秩序。

（3）抢救过程应及时记录，包括复苏开始时间、用药、抢救措施、病情变化及各种参数。

（二）病情观察

1. 评估复苏是否有效

（1）面色、指甲、口唇发绀是否改善或消失。

（2）观察瞳孔有无缩小及对光反应。

（3）有无反射（睫毛、吞咽反射）。

（4）有无自主呼吸。

（5）心电图波形。

2. 监测生命体征

重点观察心律失常情况，持续体温、脉搏、呼吸、血压、心率和血氧饱和度监测。

（1）体温过高者应及时降温，但应保证体温不会过低，过低会引起室颤。

（2）注意心率的变化，此时患者的心脏极不稳定，随时可出现再次停搏，过快、过慢均需及时提醒医生予以处理。

（3）监测血压的动态变化，观察末梢血循环，根据血压与医嘱，使用调节血压的药，维持血压在（90～105）/（60～75）mmHg，达到保证组织灌注和防止血压过高的目的。

（4）观察呼吸，监测血氧饱和度和血气分析，脉搏血氧饱和度维持在95%以上，每30 min至2 h监测血气一次。保持气道通畅，观察气管导管的位置、两肺呼吸音、呼吸机的参数和运转情况。

（5）监测中心静脉压、尿量、留置导尿情况，观察和记录每小时尿量，严密记录24 h出入量，根据血压、心率、中心静脉压及尿量调整输液速度和输液量。

（三）药物护理

（1）利多卡因过量会出现反应迟钝、烦躁、抽搐以及心率变慢等。

（2）使用升压药时注意患者局部渗出和管道通畅情况，有无红、肿、热、痛和皮肤苍白。

（3）多种药物静脉维持时注意配伍禁忌，碳酸氢钠和肾上腺素不能同时在同一条静脉上使用。

（4）老年人应慎用甘露醇，因甘露醇可引起不可逆的肾功能损害，故使用过程中应严密观察肾功能。

（四）预见性观察

1. 心律失常

严密监测心率、心律的变化，以及有无多源性室性期前收缩、室性期前收缩二联律、室性期前收缩三联律、室性心动过速等现象，一旦发现及时处理。

2. 弥散性血管内凝血

严密观察口腔黏膜、皮肤的出血点，注意监测实验室结果，如凝血酶原时间、凝血谱等项目。

3. 多器官功能障碍

严密观察呕吐物、大便的次数及性状，注意应激性溃疡、球结膜水肿的发生，同时严密观察心、肺、肾等功能的情况，一般因缺氧引起的消化道出血在多器官功能障碍中最早出现。

4. 预防感染

加强皮肤、呼吸道、泌尿道的护理,预防感染等并发症。

第三节 癫痫

癫痫是大脑神经元突发性异常放电,导致短暂的大脑功能障碍的一种慢性疾病,具有突然发生、反复发作的特点。大脑皮质过度放电是各种癫痫发作的病理基础,由于异常放电神经元所涉及的部位不同,可表现为运动、感觉、意识、精神、行为和自主神经等不同的障碍。癫痫患者若不进行正规治疗和良好护理,可能频繁出现癫痫发作,甚至导致出现癫痫持续状态,危及生命。因此,急诊护士应熟悉癫痫的急救措施和护理要点。

一、概述

癫痫是神经系统常见病,男性略高于女性,患病率为 4% ~ 6%,但癫痫不是一个独立疾病,而是一组疾病或综合征,由于异常放电部位及扩散范围不同而有不同的临床表现,最常见类型是抽搐发作。

(一)基本概念

1. 痫性发作

痫性发作是指纯感觉性、运动性和精神运动性发作,或者每次发作及每种发作的短暂过程,患者可以同时有一种或几种痫性发作,去除病因后不再发生。正常人由于感冒、发热、电解质紊乱、药物过量、长期饮酒戒断、睡眠不足等也可以有单次发作,但不能诊断为癫痫。

2. 癫痫综合征

癫痫综合征是指在特定的年龄、不同病因或触发条件下,某些临床表现和体征通常固定地组合在一起所出现的癫痫疾病。

3. 发作先兆

发作先兆是指在大发作前数秒内患者出现的幻觉、错觉、自动症或局部肌肉阵挛抽动等症状,而且在大发作后,常能回忆起昏迷前所出现的症状。临床上先兆症状的出现,实质上是发作的首发症状,具有定位意义。另外,当发现有大发作的先兆症状时,即预示着癫痫将很快发作。

4. 自动症

自动症是指在癫痫发作的过程中或发作之后，患者的意识尚处于混浊状态时，可做出一些或多或少的不自主、无意义、无目的的刻板样动作，清醒后不能回忆。自动症临床表现形式多样，可能是重复原先正在进行的动作，也可能是新的无意识动作或者是对幻觉、错觉的反应动作。常见的有饮食性自动症、习惯性自动症、姿态性自动症、神游症、梦游症、言语性自动症、朦胧状态。

（二）病因

引起癫痫的原因繁多，一般可分为原发性和继发性两类。

1. 原发性癫痫

原发性癫痫又称真性癫痫、特发性癫痫、隐源性癫痫，其真正的原因不明。

2. 继发性癫痫

继发性癫痫又称症状性癫痫，指能找到病因的癫痫。常见原因：①脑部疾病，如先天性疾病、颅脑肿瘤、颅脑外伤、颅内感染、脑血管病；②全身或系统性疾病，如缺氧、代谢性疾病、内分泌疾病、心血管疾病、中毒性疾病。

（三）分类

1. 部分性发作

部分性发作通常是由一侧大脑半球某个部分神经元开始的痫性活动，可分为如下几种类型。

（1）单纯部分性发作：无意识障碍，痫性活动局限在相应皮质区域内。

（2）复杂部分性发作（精神运动性发作）：伴有意识障碍，包括有精神症状（感知、情感、记忆、错觉、幻觉等）及自动症，病灶多在颞叶。

（3）部分性发作发展至全面性发作。

2. 全面性发作

全面性发作通常是非局限性开始，两侧半球同时受累，意识障碍可以是最早的症状。全面性发作包括：①全面强直 - 阵挛发作（大发作）；②失神发作（小发作）；③肌阵挛发作；④阵挛性发作；⑤强直性发作；⑥失张力性发作。

3. 不能分类

因资料不足或不能归入上述各类型的发作。

二、临床表现

（一）单纯部分性发作

1. 部分运动性发作

1）局限性运动性发作

局部重复抽搐，多见于一侧口角、眼睑、手指、足趾，也可涉及整个半身，可持续数分钟、数小时，甚至数天、数周，严重且长时间发作后可有抽搐部位暂时性麻痹，称为托德麻痹。

2）杰克逊发作

抽搐发作由某一部位开始可按大脑皮质运动代表区排列而逐渐移动，如口角 – 手指 – 腕 – 肘肩部。

2. 部分感觉性发作

1）体觉性发作

局部麻木，针刺，触电感多见于口角、舌、手指、足，可持续数秒、数分钟、数小时，也可类似杰克逊发作时按大脑皮质感觉代表区排列移动。

2）特殊感觉发作

（1）视觉：简单幻视（闪光、亮点、暗点），病灶在枕叶。

（2）听觉：简单幻听（噪声），病灶在颞叶外侧。

（3）嗅觉：焦臭及难闻气味，病灶在外侧裂沟回附近。

（4）味觉：有苦、酸等难以形容的怪味，病灶在岛叶附近。

3. 自主神经性发作

表现为皮肤发红或苍白、血压升高、心悸、多汗、立毛、瞳孔散大、恶心、呕吐、腹痛、烦渴、头痛、嗜睡、大小便失禁等。这类发作多为伴随症状。

（二）复杂部分性发作

1. 精神性发作

1）记忆障碍性发作

发作时对周围环境感到熟悉或陌生。

2）认识障碍性发作

发作时感觉环境失真，如入梦境。

3）情感性发作

无名恐惧、愤怒、抑郁或欣快。

4）错觉发作

视物变大、变小，声音变强、变弱或自觉自己肢体变化。

5）复杂幻觉发作

幻视人物、虫兽；幻听复杂人语或音乐。

6）言语障碍发作

重复一字或一句为多见，也可出现失语。

2. 运动性发作

患者瞪视不动，有一系列无意识动作，如吸吮、咀嚼、搓手、拂面、解扣、脱衣、摸索、游走、奔跑、乘车动作，也可有自言自语、歌唱，发作可持续数分钟、数小时至数天，过后不能回忆起发作时的情况。

（三）全面性发作

1. 全面强直-阵挛发作

全面强直-阵挛发作，又称大发作，以意识丧失和全身抽搐为特征，发作可分为以下三期。

（1）强直期：全身肌肉强直性收缩，眼球上窜，发出尖叫，上肢上举后旋，下肢伸直，呼吸暂停，面色青紫，瞳孔扩大，光反射消失，持续 10 ~ 20 s。

（2）阵挛期：肌肉短暂收缩和松弛，由面部或肢端小幅度快速抽动开始到全身大幅度阵挛性抽动，舌咬碎，口吐白沫或血沫，尿失禁，心率加快，血压升高，抽动频率逐渐减慢而消失，持续时间不超过 5 min。

（3）发作后期：肌肉松弛，心率、血压、呼吸逐渐平稳，瞳孔恢复正常，对光反射存在，意识逐渐恢复，不少患者又进入昏睡，1 ~ 2 h 清醒。个别患者清醒前有精神错乱、狂躁或自动症，挣扎外出乱跑，清醒后有头痛，全身酸痛、乏力，不能回忆发作过程。

2. 失神发作

以意识障碍为主，通常在儿童期发病，预后较好，多数随年龄增长而停止发作，少数可转为其他类型发作。

（1）典型失神发作（小发作）：突然意识丧失，活动中止，两眼凝视，呼之不应，持续 5 ~ 30 s，发作后继续发作前活动，不能回忆发作过程，脑电图有 3 周/秒棘慢波组合。也可有不同伴随征象，如眼睑、口角、上肢轻微阵挛；无肌张力表现坠头，手中持物跌落，偶有跌倒；肌强直，头后仰，背部后弓，局部肌群强直收缩；自主神经症状表现苍白、潮红、流涎；自动症，如吸吮动作等。

（2）不典型失神发作：发作类似典型失神发作，但发生和停止均较缓慢，脑电图为较慢而不规则棘慢波或尖慢波。

3. 肌阵挛发作

短暂快速对称性的肌收缩，以颈躯干、上肢为多见，也可遍及全身，意识不丧失，持续时间不超过 0.5 s，脑电图有多棘慢波。

4. 阵挛性发作

全身重复阵挛性肌收缩，持续时间短，儿童多见，脑电图见快活动、慢波，偶有棘慢波。

5. 强直性发作

全身强直性肌阵挛可有角弓反张，脑电图见低电位 10 周 / 秒波。

6. 失张力发作

部分或全身肌肉突然肌张力降低，可有垂颈、肢体下垂或跌倒，脑电图见多棘慢波或快活动。

（四）特殊类型的癫痫综合征

1. 婴儿痉挛症（West 综合征）

多在 1 岁前发病，围产期异常引起脑损伤或感染，疫苗接种后脑炎等脑部器质性病变所致；发作类似肌阵挛，每次 1 ~ 2 s，可频繁发作。患儿精神发育迟滞，预后差。

2. Lennox-Gastaut 综合征

多在 1 ~ 8 岁发病，除了上述病因外还可有原虫、巨细胞病毒感染、颅内血肿、结节硬化等，有各种全身发作混合，常有不同表现，如强直性、失张力性、肌阵挛、不典型失神以及全面强直 - 阵挛发作，每次 5 ~ 6 min，频繁发作。患儿发育迟滞、智力低下，可有其他弥散性脑病体征，发作难以控制，预后差。

3. 青少年肌阵挛癫痫

青春期发病，肢体肌阵挛性抽动，疲劳时增多，脑电图见全脑阵发性、对称性多棘慢波，智力正常，预后良好，但有时不能完全控制，可能有复发。

三、诊断

癫痫的诊断直接关系治疗及预后，并影响患者的生活和工作。确定是否是癫痫主要依靠确切的病史。根据发作时的表现及持续时间长短可以区分发作类型，但有些特殊类型需借助脑电图区分。

鉴别特发性癫痫及继发性癫痫，可根据首发年龄、有无家族史、发作类型、发作时表现，如有无先兆，过去有关病史，有无神经系统体征进行鉴别。

确定继发性癫痫原因除依靠病史外，必须做详细体格检查并配合辅助检查如脑电图、计算机断层扫描（CT）、磁共振成像（MRI）、数字减影血管造影（DSA）、腰穿、脑脊液检查、B超等。脑电图是诊断癫痫最常用的一种辅助检查方法。40%～50%患者在发作间歇期首次脑电图检查可见尖波、棘波、尖－慢波或棘－慢波等痫样放电。癫痫发作患者出现局限性痫样放电提示局限性癫痫；普遍性痫样放电提示全面性癫痫。

四、急救措施

癫痫持续状态是一种严重的紧急情况，须做出及时、正确的处理，以减少其致残率和死亡率。

（一）迅速控制抽搐

患者抽搐时，可使用以下药物进行控制。

1. 地西泮

成人首次剂量 10～20 mg，按 1～5 mg/min 缓慢静脉注射，有效而复发者，30 min 后可重复应用，或在首次用药后将地西泮 20～40 mg 加入 10% 葡萄糖注射液 100～250 mL 中缓慢静脉滴注，10～20 mg/h，视发作情况控制滴注速度和剂量，24 h 内总剂量不超过 120 mg。儿童剂量每次 0.25～0.5 mg/kg 静脉推注，速度 1 mg/min，婴儿每次不超过 2 mg，幼儿每次不超过 5 mg。地西泮对呼吸中枢有抑制作用，应同时注意有无抑制呼吸。因其作用时间较短，可同时给予鼻饲苯妥英钠或肌内注射苯巴比妥钠。

2. 异戊巴比妥钠

成人用 0.5 g，以注射用水或生理盐水稀释成 10 mL，以 50 mg/min 速度缓慢匀速静注，直到抽搐停止后再追加 50 mg，剩余部分可行肌内注射。注射过程中需密切观察呼吸情况，如有抑制呼吸现象应立即停止注射。

3. 苯妥英钠

按 8～10 mg/kg 或冲击剂量 14～20 mg/kg，成人以 50 mg/min、儿童以 1～3 mg/min 速度缓慢静注。有心律失常、呼吸功能障碍及低血压者慎用。

4. 利多卡因

成人用 1% 的利多卡因 10 mL，以 20 mg/min 速度匀速静注。

5.10% 水合氯醛

成人 20～30 mL、儿童 0.3 mL/kg 保留灌肠。

（二）减轻脑水肿

可用 20% 甘露醇，呋塞米 20～40 mg 或 10% 葡萄糖甘油利尿脱水，以减轻脑水肿。

（三）其他

维持呼吸道通畅，注意循环功能，纠正水电解质及酸碱平衡紊乱，控制高热及感染等。

五、护理要点

（一）病情观察

（1）充分了解患者的发作特征，如发作的诱因、场所、发作时间、先兆、持续时间等。

（2）严密观察发作时的特点，确定观察是以抽搐为主，还是以意识丧失为主；观察抽搐部位，以及有无大小便失禁、咬破舌头和外伤等。

（3）观察发作后的表现，如有无头痛、乏力、恶心、呕吐等。

（4）持续癫痫发作后常伴脑水肿和颅内压升高，表现为意识障碍不断加深或抽搐停止后意识无好转，生命体征恶化，抽搐幅度变小、变频。

（二）发作期与间歇期护理

1. 发作期护理

（1）注意安全，避免外伤，发病时首先迅速使患者躺下，解开领扣，抽搐时不可强行喂水或用强力按压肢体，以免造成窒息或骨折，用牙垫或纱布等塞入患者上下臼齿之间，以防咬伤舌。

（2）保持呼吸道通畅，置患者于侧卧位，以防呼吸道分泌物误吸或窒息，注意及时吸除痰液。对深昏迷患者应防止舌后坠引起呼吸道阻塞，可将患者头部放低，下颌托起，将舌拉出或插入口咽通气管以确保呼吸功能。

（3）癫痫发作由大脑异常放电引起，只有放电结束才能停止发作，应让其自然停止，或使用药物静脉注射，控制发作。对有攻击行为者应给予镇静药物，以保证安全。

2. 间歇期护理

（1）不论何种病因引起，病因是否能去除均需药物对症治疗，治疗前向患者及患者家属解释清楚以获充分合作，规则服药，不要自行停药、减量、换药。

（2）间歇期可下床活动，出现先兆即刻卧床休息，必要时加床栏，以防坠床。

（3）发作1天以上不能进食者给予鼻饲。

（4）用肛表或在腋下测量体温。

（5）发现癫痫患者烦躁、焦虑、恐惧、头痛、头晕时，要及时给予安慰，使其平静，预防发作。

（三）饮食护理

1. 补充维生素及微量元素

抗癫痫药可引起维生素 K、叶酸、维生素 D、钙、镁等物质的缺乏，所以应及时补充这些维生素和微量元素：①维生素 K 和血液凝固有关，缺乏时易引起出血。新鲜蔬菜、豆油和蛋黄中含有大量的维生素 K。②维生素 D、钙、镁与骨骼、牙齿的生长有关，钙缺乏易加重发作。鱼类、蛋类、动物肝脏、豆制品、牛奶中含有丰富的钙和维生素 D。③叶酸缺乏也与癫痫发作增加有关，动物肾脏、牛肉、绿色蔬菜中均含有叶酸，但烹饪时间不宜过长，以免破坏过多。④维生素 B_6 和 $\gamma-$ 氨基丁酸的生成有关。米、麦糠、牛肝、鱼类中含有大量的维生素 B_6。

2. 避免饱餐与饥饿

一次服用大量甜食后，大量的糖分进入血液，会激发胰腺分泌过多的胰岛素，从而使血糖很快下降，然而血糖过低会导致脑的能量供应不足而促发癫痫发作。同样，饥饿也会使癫痫容易发作。

3. 避免茶和咖啡

大量饮用或饮用太浓的茶、咖啡同样可诱发癫痫。因为这些饮料中或多或少地含有中枢兴奋性物质，使机体抗癫痫发作能力降低，诱发癫痫发作。

第四节　急性脑血管病

脑血管病是由各种血管源性病因引起的脑部疾病的总称，可分为急性和慢性两种类型。急性脑血管病是一组突然起病的脑血液循环障碍性疾病，表现为局灶性神经功能缺失，甚至伴发意识障碍，称为脑血管意外或卒中；主要病理过程为脑缺血和脑出血两类。

一、概述

（一）脑血液供应系统

脑的血液由颈动脉和椎基底动脉系统供应。

1. 颈动脉系统

通过颈内动脉、大脑前动脉和大脑中动脉供应大脑半球前 3/5 部分的血液。

2. 椎基底动脉系统

通过两侧椎动脉、基底动脉，小脑上动脉、小脑前下动脉及小脑后下动脉和大脑后动脉供应大脑半球后 2/5 部分（枕叶和颞叶底部）以及丘脑后半部、脑干和小脑的血液。

（二）分类

1. 缺血性脑血管病

多由于脑动脉硬化等原因，使脑动脉管腔狭窄或完全阻塞，血流减少，脑部血液循环障碍，脑组织受损而发生的一系列症状。这类患者临床较多见，占全部脑血管疾病患者的 70% ~ 80%。

2. 出血性脑血管病

多由长期高血压、先天性脑血管畸形等因素所致。由于血管破裂，血液溢出，压迫脑组织，血液循环受阻，常表现颅内压增高、神志不清等症状。这类患者占脑血管疾病患者的 20% ~ 30%。

（三）危险因素

1. 高血压

高血压是最重要的危险因素。血压长期持续高于正常，发生脑卒中的概率大；血压越高，脑卒中的发生概率越大。

2. 吸烟

吸烟者脑卒中的发病率是不吸烟者的 2 ~ 3 倍。

3. 糖尿病

糖尿病患者的脑卒中发病率明显高于正常人群。

4. 高脂血症

高脂血症患者脑卒中发病率明显高于正常人群。

5. 嗜酒和滥用药物

嗜酒可引起高血压、心肌损害。有些药物的滥用也会引起脑卒中，尤其是可卡因，可卡因能引起血压升高，诱发脑出血。

6. 肥胖

控制体重不仅有利于预防脑卒中，而且会给高血压患者、糖尿病患者、高血脂患者带来有益的影响。

7. 久坐不动的生活习惯

久坐不动，活动量少，容易肥胖，容易患高血压，也容易引起体内动脉血栓的形成。

8. 血液黏稠

血液黏稠容易形成血栓，堵塞脑血管，发生脑卒中。

9.心房颤动

慢性心房颤动容易在心脏内形成血栓，栓子脱落后随血流到达脑血管内导致脑栓塞。

二、临床表现

（一）缺血性脑血管病

1.短暂性脑缺血发作

表现为短暂性脑缺血发作的脑血管疾病患者通常突然发病，几分钟至几小时的局灶性神经功能缺失，多在 24 h 以内完全恢复，而且在 CT 等影像学上无表现，但可反复发作。颈动脉系统的缺血发作以对侧肢体发作性轻度瘫痪最为常见。椎基底动脉系统的缺血发作有时仅表现为眩晕、眼球震颤、共济失调。未经治疗的短暂性脑缺血发作患者约 1/3 以后可发展为脑梗死，1/3 继续反复发作，还有 1/3 可自行缓解。

2.脑血栓形成

脑血栓形成是脑血管疾病中较常见的一种临床表现。供应脑部的动脉血管壁发生病理改变，使血管腔变狭窄，最终完全闭塞，导致某一血管供应范围的脑梗死。

表现出脑血栓形成的脑血管疾病患者通常年龄较高，常有血管壁病变基础，如高脂血症、动脉粥样硬化、糖尿病等，可能有短暂性脑缺血发作史，多在安静、血压下降时发病，起病较缓。

脑血栓形成的临床表现与血液供应障碍的部位有关：①颈内动脉，大脑前、中、后动脉，椎基底动脉等血栓形成可出现相应动脉支配区的神经功能障碍。②脑动脉深支管腔阻塞，造成大脑深部或脑干的小软化灶，称为腔隙性梗死。

脑血栓形成的脑血管疾病患者较常见且有特点的临床表现有：①纯运动性脑卒中，构音障碍、手笨拙综合征，纯感觉性脑卒中、共济失调性轻度偏瘫。②也有一部分患者不出现临床表现，仅在影像学检查时被发现。

3.脑栓塞

脑栓塞是指来自身体各部位的栓子经颈动脉或椎动脉进入颅内，阻塞脑部血管引起的脑功能障碍。栓子来源以心源性最常见，栓塞多见于颈内动脉系统，特别是大脑中动脉。

由于栓子突然堵塞动脉，故起病急骤，且可多发。体检多见肢体偏瘫，常伴有风湿性心脏病和（或）心房颤动等体征。红色梗死较为常见，诊治时应警惕。

（二）出血性脑血管病

1. 脑出血

脑出血指出血部位原发于脑实质，以高血压动脉硬化出血最为常见。脑出血80%位于大脑半球，主要在基底节附近；其次为各脑叶的皮质下白质；余者见于脑干、小脑、脑室，多在动态下发病。根据破裂血管的出血部位不同，临床表现各异。起病时血压明显增高，常见头痛、呕吐，伴脑局部病变的表现。

（1）基底节区出血

常见对侧肢体偏瘫、偏身感觉障碍及偏盲的"三偏征"。

（2）脑叶出血

颅内高压和脑膜刺激征，对侧肢体有不同程度的瘫痪和感觉障碍，发病即昏迷。

（3）脑桥中央区出血

深昏迷，针尖样瞳孔，四肢瘫痪，高热。

（4）小脑出血

眩晕明显，频繁呕吐，枕部疼痛，以及共济失调，眼球震颤，严重者可出现脑干症状，颈项强直、昏迷。

（5）脑室出血

可有一过性昏迷和脑膜刺激征，出血量多者昏迷、呕吐，去脑强直或四肢松弛性瘫痪。

2. 蛛网膜下隙出血

蛛网膜下隙出血常指原发性蛛网膜下隙出血，即脑部非外伤性动脉破裂，血液流入蛛网膜下隙。

常见的病因是先天性动脉瘤和脑血管畸形。前者多位于颅底动脉环的分支处，常累及脑神经，以动眼神经功能障碍较多。脑血管畸形常位于大脑前动脉和大脑中动脉供血区脑的表面，部分患者在过去史中可有癫痫发作史。

临床表现以突发剧烈头痛、呕吐、脑膜刺激征为主，少数有抽搐发作、精神症状及脑神经受累，以动眼神经麻痹多见。年迈者的临床表现常不典型，多表现为精神症状或意识障碍。

三、急救措施

无法区别是出血性或缺血性时，则应该首先做如下处理：①保持安静，使患者平卧；②保持呼吸道通畅，给氧；③严密观察意识（意识的变化可提示病情进展）、眼球位置（供病变定位参考）、瞳孔（判断脑神经受累及有无脑疝）、血压、心率、心律、呼吸、体温（可反映颅内压和病情程度）；④调控血压，最好能维持在患者的平时水平或 150/90 mmHg 左右，不宜降得过低；⑤加强护理，定时翻身、吸痰，保持大小便通畅，用脱水剂者应注意膀胱情况；⑥保持营养和水电解质平衡，如有头痛、呕吐等颅内高压症状时，应予以降颅内压处理。

一旦缺血性或出血性脑血管病诊断明确后，应分类处理。

四、治疗方式及原则

（一）短暂性脑缺血发作的治疗方式及原则

（1）治疗方式主要是防治高血压和动脉硬化，如有心脏病、糖尿病、高脂血症等应积极治疗，也可采用脑血栓形成的治疗方法，外科手术尚需根据患者的具体情况重新考虑。短暂性脑缺血发作是一个多病因的疾病，应排除脑血管病以外的病因，如脑肿瘤等。

（2）治疗原则是防止血栓进展及减少脑梗死范围。

（二）脑血栓形成的治疗方式及原则

（1）降压治疗：有高血压者应用降压药，降压不宜过速过低，以免影响脑血流量。有意识障碍、颅内压增高脑水肿者用脱水剂。

（2）扩充血容量：用于无明显脑水肿及心脏严重功能不全者。

（3）溶栓药物治疗：是脑血栓的理想治疗方法，用于起病后极早期及缓慢进展性卒中。溶栓治疗过程中，应注意出血并发症。

（4）抗凝治疗：过去主张用于进展性非出血性梗死，但抗凝治疗可能发生出血并发症，要求有较完善的实验室条件，随时监测，不断调节剂量。

（5）脑功能改善治疗：可适当应用脑代谢活化剂，促进脑功能恢复。

（6）手术治疗：对急性小脑梗死导致脑肿胀及脑内积水者，可做脑室引流术或去除坏死组织，以挽救生命。

（三）脑栓塞的治疗方式及原则

除治疗脑部病变外，要同时治疗脑栓塞的原发疾病。脑部病变的治疗基本上与脑血栓形成相同。脑栓塞常为红色梗死，溶栓治疗应慎重。

（四）脑出血的治疗方式及原则

（1）治疗原则：保持安静，防止继续出血；积极防治脑水肿，降低颅内压；调控血压，改善血液循环；加强护理，防治并发症。

（2）手术治疗：若基底节附近出血，经内科治疗症状继续恶化，小脑出血血肿体积＞15 mL 或脑叶血肿＞45 mL，但体质较好者，条件许可时采取手术清除血肿。对通过颅骨钻孔清除血肿，其适应证和禁忌证尚未形成完全一致的认识。

（3）注意事项：①应用高渗性利尿剂等脱水时要注意水、电解质平衡和肾功能；②若无颅内压增高，血压应调控在发病前原有的水平或 150/90 mmHg ；③止血剂和凝血剂的应用尚有争议，但如伴有消化道出血或凝血障碍时应予以使用；④使用调控胃酸药以避免应激性溃疡；⑤有感染、尿潴留、烦躁或抽搐等应对症处理。

（五）蛛网膜下隙出血的治疗方式及原则

蛛网膜下隙出血的治疗原则是制止出血，防治继发性脑血管痉挛，去除出血的原因和防止复发。

五、护理措施

（一）体位护理

1. 急救体位

急性期应严格卧床，尽量少搬动患者，特别是出血性脑血管病急性期的重症患者，原则上应就地抢救。患者头部可放一软枕，抬高 15°～30°，以促进静脉回流，减轻脑水肿，降低颅内压。

对于缺血性脑血管病，为防止脑血流量减少，患者可取平卧位，头偏向一侧，可防止误吸，以保持呼吸道通畅。

2. 康复体位

脑血管疾病的治疗实际上是分两个重要阶段进行的，一是急性期的治疗；二是恢复期的治疗与康复锻炼。两个治疗阶段有着密切的因果关系，且具有同等的重要性。从急性期的治疗开始，不论患者意识清楚与否，护理人员都应注意正确姿势的摆放。防止出现畸形或萎缩肢体，有助于脑血管病患者康复后恢复正常的姿势。

1）仰卧位

患者头部枕于枕头上，躯干平展，在患侧臀部至大腿下外侧垫放一个长枕，防止患侧髋关节外旋。患侧肩胛下方放一枕头，使肩上抬，并使肘部伸直，腕关节背伸，手指伸展开，手中不握东西。患侧下肢伸展，可在膝下放一枕头，形成膝关节屈曲，足底不接触物品，可用床架支撑被褥。

2）健侧卧位

患者健侧肢体处于下方的侧卧位。头枕于枕头上，躯干正面与床面保持直角。患侧上肢用枕头垫起，肩关节屈曲约 100°，上肢尽可能伸直，手指伸展开。患侧下肢用枕头垫起，保持屈髋，屈膝位，足部亦垫在枕头上，不能悬于枕头边缘。健侧肢体在床上取舒适的姿势，可轻度伸髋屈膝。健侧卧位有利于患侧的血液循环，可减轻患侧肢体的痉挛，预防患肢水肿。

3）患侧卧位

患者患侧肢体处于下方，这样有助于刺激、牵拉患侧，减轻痉挛。患侧头稍前屈，躯干后倾，用枕头稳固支撑后背，患侧肩前伸、肘伸直，前臂旋后，手腕背伸，手心向上，手指伸展开。患侧下肢髋关节伸展、微屈膝。注意一定要保持患侧肩处于前伸位。

上述三种卧床姿势，可经常交替变换。还可采取以下措施，保持正确体位：①腋下放置一枕头，防止上肢内收挛缩；②患侧下肢足部放一稍软物体，以防足下垂；③大腿外侧置沙袋，以防外旋；④进行关节被动运动，每天至少 2 次。

（二）急救护理

1. 镇静

许多患者有情绪激动的表现，这会给看护者带来影响，并可能导致患者自伤。躁动的常见原因为发热等，去除病因后再考虑是否使用镇静剂及抗精神病药。

推荐使用由弱到强的安定药，但应谨慎使用，同时，可使用其他的迅速起效的苯二氮䓬类药物，但剂量不宜过大，以免影响意识程度的观察。必要时加用其他药如止痛药和神经递质药对症处理严重的头痛。剂量和服药时间应根据临床需要。

2. 高颅压的急救护理

（1）头部抬高 20° ～ 30°。

（2）保持患者良好体位，以避免颈静脉压迫。

（3）对于大多数患者，给予生理盐水或乳酸钠林格注射液静脉注射维持正常的容量，速度 50 mL/h。除非患者有低血压，否则避免快速点滴，因为有增加脑水肿的危险。避免给予含糖溶液（怀疑低血糖者除外），此类溶液低渗，有增加脑水肿的危险。

（4）维持正常体温。

（5）若有指征，用甘油果糖、甘露醇或地西泮维持渗透压。

（6）保持正常通气（PCO_2 为 35 ～ 40 mmHg 或略低水平）。

（7）对于轻、中度脑血管疾病患者，如无缺氧情况，不常规给氧。若无病理性呼吸，血气分析提示中度缺氧，则给予氧吸入即可。若有病理性呼吸、严重低氧血症或高碳酸血症，有较高误吸危险的昏迷患者，建议早期气管插管。

（三）心理护理

因卒中病程长，发病迅速，致残率高，往往可引起患者忧郁、紧张、焦虑、烦躁甚至轻生念头，这些不良的情绪刺激不但使患者在思想上产生消极对抗，使卒中患者失去锻炼的信心，而且对人体各系统产生影响，如使呼吸频率加快、神经功能失调、内分泌功能紊乱等。

护士应积极主动地给予患者心理疏导，安慰患者，消除不良情绪刺激。实践证明，不良的情绪可引起大脑皮质兴奋，促使去甲肾上腺、肾上腺素及儿茶酚胺分泌增加，以至于全身小动脉出现收缩，心跳加快，血压升高，易导致再卒中。而处于兴奋状态和良好情绪时，神经抑制解除，这时神经肌肉调节达到最佳状态，有利于肢体功能恢复。

六、脑水肿与甘露醇

（一）脑水肿的发生机制

急性脑血管疾病时的脑水肿主要与脑能量代谢和微循环障碍有关，近年强调自由基的毒性作用和细胞内钙超载是导致脑水肿的分子生物学机制。这些因素之间有密切的内在联系，它们对脑组织的损害及最终结果共同产生影响。

1. 急性脑梗死

脑损害的主要原因是缺血缺氧。在急性脑梗死早期，先出现细胞性脑水肿；若缺血缺氧迅速改善，细胞性脑水肿可减轻或消失；若缺血缺氧时间超过数小时至数日，导致血管内皮细胞和血脑屏障损害，又可发生血管源性脑水肿。脑水肿进一步妨碍脑血流，使局部脑缺血缺氧进一步恶化。局部脑血流量减少，又促使病灶扩大及脑水肿加重，甚至引起颅内压增高。

颅内压增高是使临床症状进一步恶化的主要原因。

2. 脑出血

颅内压增高的机制中血肿的占位效应是首要因素。颅腔内组织有一定的调节作用，可使约 50 mL 体积的血肿得到缓冲，使颅内压得到代偿。临床及试验发现，在血肿清除后，颅内压可获一过性降低，之后又有继发性升高。

延迟性血肿清除时可见血肿周围脑组织已有明显水肿。这提示除血肿本身因素外，血肿周围脑水肿对颅内压增高可能起关键作用。试验还证实离血肿越近，脑水肿越重，且远离血肿的对侧半球脑含水量亦增加。

临床及试验研究均发现脑出血后产生广泛性脑血流量降低，故目前认为缺血性因素参与了脑出血后脑水肿的形成。血管源性脑水肿产生于脑出血后的 12 h 内，而细胞性脑水肿在出血后 24 h 达高峰，并持续 2 ~ 3 天。由于血肿溶解而逸出的大分子物质进入细胞外间隙，引起局部渗透压梯度改变，大量水分进入组织间隙，而产生高渗性水肿。

（二）甘露醇的作用机制

甘露醇是通过渗透性脱水作用减少脑组织含水量，用药后使血浆渗透压升高，能把细胞间隙中的水分迅速移入血管内，使组织脱水。由于形成血脑脊液的渗透压差，水分从脑组织及脑脊液中移向血循环，由肾脏排出，使细胞内外液量减少，从而达到减轻脑水肿、降低颅内压的目的。

甘露醇也可能具有减少脑脊液分泌和增加其再吸收，最终使脑脊液容量减少而降低颅内压的作用。甘露醇还是一种较强的自由基清除剂，能较快清除自由基连锁反应中毒性强、作用广泛的中介基团羟自由基，减轻迟发性脑损伤，故近年已将甘露醇作为神经保护剂用于临床。甘露醇还能降低血黏度，改善微循环，提高红细胞变形性，促进组织水平的氧转运，有益于改善脑梗死和脑出血周围的脑水肿。

（三）甘露醇的临床应用

甘露醇仍为急性脑血管疾病发病早期的主要脱水药物。虽然对急性脑血管疾病是否应用甘露醇仍有不同意见，争议点在于甘露醇是否脱去正常脑组织水分，以及对脑损伤部位水肿组织是否有明显作用，但在临床实践中缺少确切的甘露醇使用引起脑部病情恶化的实例。

急性脑血管疾病发病后不论轻重，都存在不同程度的脑水肿，原则上应使用抗脑水肿药物。甘露醇疗效快，作用持续时间长，每 8 g 甘露醇可带出 100 mL 水分。对已有颅内压升高，甚至出现脑疝者，甘露醇应列为首选。

脑血管疾病伴心功能不全者用甘露醇应慎重，以免因输入过快或血容量增加而诱发心力衰竭。脑血管疾病伴血容量不足时，宜在补充血容量后酌情使用甘露醇。脑血管疾病伴低蛋白血症时，宜先用 25% 白蛋白或浓缩血浆调整血浆蛋白浓度后，再酌情使用甘露醇。

甘露醇应用后先发生短暂性高血容量而使血压升高。故对同时伴高血压者，在用甘露醇前，可先用呋塞米调整血容量，以避免发生不良反应。当患者血浆渗透压 ≥ 330 mmol/L 时，应停止使用，此时无论给予任何剂量甘露醇，也不可能起到脱水作用。

（四）使用方法

1. 使用时间

一般 7 ~ 10 天为宜。

2. 使用剂量

根据病灶体积、脑水肿程度和颅内压情况而定。病灶直径在 3 cm 以上者，每日应给予一定量甘露醇。病灶大、脑水肿严重或伴颅内高压者，予以每次 1 ~ 2 g/kg，每 4 ~ 6 h 可重复使用；对出现脑疝者，剂量可更大些。尤其对于脑出血并发脑疝者，可为后续的手术治疗赢得时间。

3. 用药速度

一般主张 250 mL，宜在 20 min 内滴入。用药后 20 min，颅内压开始下降，2 ~ 3 h 达高峰，其作用持续 6 h 左右，颅内压可降低 46% ~ 55%。有报道快速注入小剂量 0.25 ~ 0.5 g/（kg·次）甘露醇，可能获得与采用大剂量类似的效果。

（五）注意事项

1. 预防内环境紊乱

甘露醇在降低颅内压的同时，也带走了水分和电解质，若不注意易导致水、电解质紊乱和酸碱平衡失调，会加重脑损害。故在用药期间，应定期观察内环境状态，及时发现和调整。切勿将严重内环境紊乱导致的脑功能恶化，误认为脱水不足而继续使用甘露醇，否则可能造成严重的医源性后果。

2. 预防肾功能损害

甘露醇肾病表现为用药期间出现血尿、少尿、无尿、蛋白尿、尿素氮升高等。部分患者发病后不是死于脑血管疾病，而是死于肾衰竭，其中部分与甘露醇有关。故对原有肾功能损害者应慎用，非必要时用量切勿过大，使用时间勿过长。用药期间密切监测有关指标，发现问题及时减量或停用。一旦出现急性肾衰竭，应首选血液透析，部分患者经一次透析即可恢复。

3. 注意反跳现象

一般认为甘露醇很少或不能进入脑细胞内，但不同患者，因其血管通透性改变程度不同而有差异。对通透性极度增高者，甘露醇可能会渗入脑组织而发生反跳现象。为防止反跳现象，在 2 次甘露醇用药期间，静脉注射 1 次高渗葡萄糖或地塞米松，以维持其降低颅内压作用。

4. 警惕过敏反应

甘露醇过敏反应少见，偶有哮喘、皮疹甚至致死。

5. 其他不良反应

（1）当给药速度过快时，部分患者可出现头痛、眩晕、心律失常、畏寒、视物模糊和急性肺水肿等不良反应；剂量过大，偶可发生惊厥。

（2）可影响某些检查结果，可使血胆红素、肌酐、尿酸、磷酸盐增加，分析检验结果时需充分认识。

（3）心功能不全及脱水致少尿的患者慎用，有活动性颅内出血者禁用（开颅手术时除外），因能透过胎盘屏障，引起胎儿组织水肿，故孕妇禁用。

6. 静脉炎的处理

静脉留置针和中心静脉穿刺的应用，大大减轻了血管穿刺性损伤程度，同时所选血管较粗，血流速度较快，降低了静脉炎的发生率。一旦出现注射静脉疼痛、发红等静脉炎症状，及时采取酒精湿敷、50% 硫酸镁热敷、甘露醇加温输入等方法，可控制静脉炎症状，必要时更换部位，进行静脉穿刺。

7. 渗漏的处理

输注甘露醇时，一旦发生渗漏，须及时处理，可采取 50% 硫酸镁局部湿敷，0.01% 酚妥拉明溶液浸湿纱布湿敷、烫伤膏外敷等措施，改善微循环，消除水肿，防止组织坏死。如外渗伴有局部瘀血，可局部封闭注射，可降低局部血管的脆性，从而减轻或阻止液体的外渗及疼痛反应，缓解血管痉挛，改善缺血缺氧状态，有利于渗出物的吸收，减轻局部损伤。如处理不及时，超过 24 h 多不能恢复，对已发生局部缺血，严禁使用热敷，因热敷可使局部组织温度升高，代谢加快，氧耗增加，加重组织坏死。

第四章　消化系统急危重症护理

第一节　急性胰腺炎

急性胰腺炎是常见的急腹症之一,为胰酶对胰脏本身消化所引起的化学性炎症。胰腺病变轻重不等,轻者以水肿为主,属自限性,一次发作数日后即可完全恢复,少数呈复发性急性胰腺炎;重者胰腺出血坏死,易并发休克、胰假性囊肿和脓肿等,死亡率为 25% ~ 40%。

急性胰腺炎的发病率,目前尚无精确统计。国内报告急性胰腺炎患者占住院患者的 0.32% ~ 2.04%。本病患者一般女多于男,患者的平均年龄 50 ~ 60 岁。

一、发病机制及病因

(一)发病机制

胰腺是一个有内、外分泌功能的实质性器官,胰腺的腺泡分泌胰液(外分泌),对食物的消化起重要作用;胰岛散在地分布在胰腺内,其功能细胞主要分泌胰岛素和胰高糖素(内分泌)。正常情况下,当胰液中无活力的胰蛋白酶原等进入十二指肠时,在碱性环境中被胆汁和十二指肠液中的肠激酶激活,成为具有消化能力的胰蛋白酶。在胆总管、胰管梗阻等病理情况下,多种胰酶在胰腺内被激活,并大量溢出管壁及腺泡壁,导致胰腺自身消化,引起水肿、出血、坏死等,而产生急性胰腺炎。

(二)病因

引起急性胰腺炎发作的病因甚多,常见诱发因素如下。

1. 梗阻因素

胆石症是老年人急性胰腺炎首次发作的常见原因,尤其是老年女性。在胆石性胰腺炎发作后立即仔细收集和检查粪便,常常可以找到胆结石。胆石症引起胰腺炎的机制尚不清楚,可能是乏特氏壶腹被胆石阻塞,引起胆汁反流入胰管,损伤胰腺实质,也有认为是胰管一过性梗阻而无胆汁反流。

2. 毒素和药物因素

乙醇、甲醇、蝎毒和有机磷杀虫剂等均可引起急性胰腺炎。

药物诱发的胰腺炎通常与患者对药物的超敏有关，而与剂量无关。其特点是在接触药物的第一个月内发生，通常病情轻且有自限性。与成人胰腺炎发病有关的药物最常见的是硫唑嘌呤及其类似物 6- 巯基嘌呤。应用这类药物的个体中有 3% ~ 5% 发生胰腺炎，引起儿童胰腺炎最常见的药物是丙戊酸。

3. 代谢因素

甘油三酯水平超过 11.3 mmol/L 时，易发生中至重度的急性胰腺炎。如其水平降至 5.65 mmol/L 以下，反复发作次数可明显减少。各种原因引起的高钙血症亦易引发急性胰腺炎。

4. 外伤因素

胰腺的创伤或手术都可引起胰腺炎。内窥镜逆行胰胆管造影所致创伤也可引起胰腺炎，发生率为 1% ~ 5%。

5. 先天性因素

胰腺炎的易感性呈常染色体显性遗传。临床特点是儿童或青年期起病，逐渐演变成慢性胰腺炎和胰功能不全。胰腺结石可显著。少数家族还合并有氨基酸尿症。

6. 感染因素

血管功能不全（低容量灌注，动脉粥样硬化）和血管炎可能因减少胰腺血流而引起或加重胰腺炎。

二、临床表现

急性胰腺炎的临床表现和病程，取决于其病因、病理类型和治疗是否及时。急性水肿性胰腺炎一般 3 ~ 5 天内症状即可消失，但常有反复发作。如症状持续一周以上，应警惕是否演变为急性出血坏死性胰腺炎。急性出血坏死性胰腺炎亦可在一开始时即发生。

（一）腹痛

腹痛为本病最主要临床表现，约见于 95% 急性胰腺炎病例，多数突然发作，常在饱餐和饮酒后发生。轻重不一，轻者上腹钝痛，患者常能忍受，重者呈腹绞痛、钻痛或刀割痛。疼痛常呈持续性伴阵发性加剧。疼痛的部位可因病变的部位不同而异，通常在上中腹部。如炎症以胰头部为主，疼痛常在右上腹及中上腹部；如炎症以胰体、尾部为主，常为中上腹及左上腹部疼痛，并向腰背放射。疼痛在弯腰或起坐前倾时可减轻。病情轻者的腹痛 3 ~ 5 天可缓解；急性出血坏死性胰腺炎的病情发展较快，腹痛延续较长。由于渗出液扩散至腹腔，腹痛可弥漫至全腹。极少数患者尤其年老体弱者可无腹痛或极轻微痛。

腹肌常紧张，并可有反跳痛，但不像消化道穿孔时表现的肌强硬。如检查者将手紧贴于患者腹部，仍可按压下去，有时按压腹部甚至可使腹痛减轻。腹痛发生的原因是胰管扩张；胰腺炎症、水肿；渗出物、出血或胰酶消化产物进入后腹膜腔，刺激腹腔神经丛；化学性腹膜炎；胆管和十二指肠痉挛及梗阻。

（二）恶心、呕吐

84% 的患者有频繁恶心和呕吐，常在进食后发生。呕吐物多为胃内容物，重者含胆汁甚至血样物。呕吐是机体对腹痛或胰腺炎症刺激的一种防御性反射。呕吐后，进入十二指肠的胃酸减少，从而减少胰泌素及缩胆素的释放，减少了胰液、胰酶的分泌。

（三）发热

大多数患者有中度以上发热，少数可超过 39.0℃，一般持续 3 ~ 5 天。发热系胰腺炎症或坏死产物进入血液循环，作用于中枢神经系统体温调节中枢。多数发热患者没有感染的证据，但如果高热不退，提示合并感染或并发胰腺脓肿。

（四）黄疸

黄疸可于发病后 1 ~ 2 天出现，常为暂时性阻塞性黄疸。黄疸的发生主要由于肿大的胰头部压迫了胆总管。合并存在的胆管病变如胆石症和胆管炎症亦是黄疸的常见原因。少数患者后期可因并发肝损害而引起肝细胞性黄疸。

（五）低血压及休克

急性出血坏死性胰腺炎常发生低血压和休克。患者烦躁不安，皮肤苍白、湿冷、呈花斑状，脉细弱，血压下降，少数可在发病后短期内猝死。

（六）肠麻痹

肠麻痹是重型或急性出血坏死性胰腺炎的主要表现。初期，邻近胰腺的上腹部可见膨胀，后期则整个肠道均发生肠麻痹性梗阻。临床上以高度腹胀、肠鸣音消失为主要表现。肠麻痹可能是肠管对腹膜炎的一种反应。另外，炎症的直接作用、血管和循环的异常、低钠、低钾血症、肠壁神经丛的损害也是肠麻痹发生的重要因素。

（七）腹水

胰腺炎时常有少量腹水，由胰腺和腹膜在炎症过程中液体渗出或漏出所致。偶尔出现大量的顽固性腹水，多由于假性囊肿中液体外漏引起。胰性腹水中淀粉酶含量甚高，以此可以与其他原因的腹水区别。

（八）胸膜炎

常见于严重病例，是腹腔内炎性渗出透过横膈微孔进入胸腔所引起的炎性反应。

（九）电解质紊乱

胰腺炎时，机体处于代谢紊乱状态，可以发生电解质平衡失调，血清钠、镁、钾常降低。特别是血钙降低，约见于 25% 的病例，常低于 2.25 mmol/L，如低于 1.75 mmol/L 提示预后不良。血钙下降的原因是大量钙沉积于脂肪坏死区，同时胰高糖素分泌增加刺激，降钙素分泌抑制了肾小管对钙的重吸收。

（十）皮下瘀血斑

急性出血坏死性胰腺炎，因血性渗出物透过腹膜后渗入皮下，可在肋腹部形成蓝绿-棕色血斑，称为格雷-特纳征；如在脐周围出现蓝色斑称为卡伦征。此两种征象无早期诊断价值，但有确诊意义。

三、并发症

急性水肿性胰腺炎很少有并发症发生，而急性出血坏死性胰腺炎则常出现多种并发症。

（一）局部并发症

1. 胰脓肿

急性出血坏死性胰腺炎起病 2 ~ 3 周以后，若继发细菌感染，则于胰腺内及其周围可有脓肿形成。检查局部有包块，全身感染中毒症状。

2. 胰假性囊肿

胰假性囊肿系由胰液和坏死组织在胰腺本身或其周围被包裹而成。常发生于急性出血坏死性胰腺炎起病后 3 ~ 4 周，多位于胰体尾部。囊肿可累及邻近组织，引起相应的压迫症状，如黄疸、门静脉高压、肠梗阻、肾积水等。囊肿穿破可造成胰源性腹水。

3. 细菌性腹膜炎

含有活性胰酶的渗出物进入腹腔，可引起化学性腹膜炎，腹腔内出现渗出性腹水，如继发感染，则可引起细菌性腹膜炎。

4. 其他

胰局部炎症和纤维素性渗出可累及周围脏器，引起脾周围炎、脾梗阻、脾粘连、结肠粘连（常见为脾曲综合征）、小肠坏死出血及肾周围炎。

（二）全身并发症

1. 败血症

常见于胰腺炎并发胰腺脓肿时，死亡率甚高。病原体大多数为革兰氏阴性杆菌，如大肠杆菌、产碱杆菌、产气杆菌、铜绿假单胞菌等。患者表现为持续高热、白细胞升高，以及明显的全身毒性症状。

2. 呼吸功能不全

因腹胀、腹痛，患者的膈运动受限，加之磷脂酶 A 和在该酶作用下生成的溶血卵磷脂对肺泡的损害，可发生肺炎、肺瘀血、肺水肿、肺不张和肺梗死，患者出现呼吸困难，血氧饱和度降低，严重者发生急性呼吸窘迫综合征。

3. 心律失常和心功能不全

因有效血容量减少和心肌抑制因子的释放，导致心肌缺血和损害，临床上表现为心律失常和急性心衰。

4. 急性肾衰竭

急性出血坏死性胰腺炎晚期，可因休克、严重感染、电解质紊乱和弥散性血管内凝血而发生急性肾衰竭。

5. 胰性脑病

急性出血坏死性胰腺炎时，大量活性蛋白水解酶、磷脂酶 A 进入脑内，损伤脑组织和血管，引起中枢神经系统损害综合征，称为胰性脑病。偶可引起脱髓鞘病变。患者可出现谵妄、意识模糊、昏迷、烦躁不安、抑郁、恐惧、妄想、幻觉、语言障碍、共济失调、震颤、反射亢进或消失及偏瘫等。脑电图可见异常。

6. 消化道出血

可为上消化道或下消化道出血。上消化道出血主要为胃黏膜炎性糜烂或应激性溃疡，或因脾静脉阻塞引起食管静脉破裂。下消化道出血则为结肠本身或结肠血管受累所致。近年来发现胰腺炎时可发生胃肠型微动脉瘤，动脉瘤破裂后可引起大出血。

7. 糖尿病

5% ~ 35% 的急性出血坏死性胰腺炎患者在病程中出现糖尿病，常见于暴发性坏死性胰腺炎患者，原因为：B 细胞遭到破坏，胰岛素分泌下降；A 细胞受刺激，胰高糖素分泌增加。严重病例可发生糖尿病酮症酸中毒和糖尿病昏迷。

8. 慢性胰腺炎

重症胰腺炎病例可因胰腺泡大量破坏而并发胰外分泌功能不全，演变成慢性胰腺炎。

9. 猝死

见于极少数病例，由胰 – 心综合征所致。

四、诊断

实验室检查对胰腺炎的诊断具有决定性意义，一般对急性水肿性胰腺炎，检测血清淀粉酶和尿淀粉酶已足够，对急性出血坏死性胰腺炎，则需检查更多项目。

（一）淀粉酶测定

血清淀粉酶常于起病后 2 ~ 6 h 开始上升，12 ~ 24 h 达高峰，一般大于 500 U/L。

轻者 24 ～ 72 h 即可恢复正常,最迟不超过 3 ～ 5 天。如血清淀粉酶持续增高达 1 周以上，常提示有胰管阻塞或假性囊肿等并发症。病情严重度与淀粉酶升高程度之间并不一致，急性出血坏死性胰腺炎因胰腺泡广泛破坏，血清淀粉酶值可正常甚至低于正常。若无肾功能不良，则尿淀粉酶常明显增高，一般在血清淀粉酶增高后 2 h 开始增高，维持时间较长，在血清淀粉酶恢复正常后仍可增高。尿淀粉酶下降缓慢，为时可为 1 ～ 2 周，故适用于起病后较晚入院的患者。

胰淀粉酶易通过肾小球。急性胰腺炎时胰腺释放胰血管舒缓素，体内产生大量激肽类物质，引起肾小球通透性增加，肾脏对胰淀粉酶清除率增加，而对肌酐清除率无改变。

（二）血清胰蛋白酶测定

应用放射免疫法测定，正常人及非胰病患者胰蛋白酶平均为 400 μg/mL。急性胰腺炎时可增高 10 ～ 40 倍。因胰蛋白酶仅来自胰腺，故具特异性。

（三）血清脂肪酶测定

血清脂肪酶正常范围为 0.2 ～ 1.5 U/L。急性胰腺炎时脂肪酶血中活性升高，常高于 1.7 U/L。该酶在病程中升高较晚，且持续时间较长，达 7 ～ 10 天，在淀粉酶恢复正常时，脂肪酶仍升高，故对起病后就诊较晚的急性胰腺炎病例有诊断价值。特别有助于与腮腺炎鉴别，后者无脂肪酶升高。

（四）血清铁蛋白测定

腹腔内出血后，红细胞破坏释放的血红蛋白经脂肪酸和弹性蛋白酶作用，转变为铁血红蛋白。铁血红蛋白与白蛋白结合形成血清铁蛋白。急性出血坏死性胰腺炎起病 12 h 后血中血清铁蛋白即出现，而急性水肿性胰腺炎呈阴性，故可作该两型胰腺炎的鉴别。

（五）血清电解质测定

急性胰腺炎时血钙通常不低于 2.12 mmol/L。血钙 < 1.75 mmol/L 仅见于重症胰腺炎患者。低钙血症可持续至临床恢复后 4 周。如胰腺炎由高钙血症引起，则出现血钙升高。对任何胰腺炎发作期血钙正常的患者，在恢复期均应检查有无高钙血症存在。

（六）其他

测定 α_2 巨球蛋白、α_1 抗胰蛋白醛、磷脂酶 A_2、C 反应蛋白、胰蛋白酶原激活肽及粒细胞弹性蛋白酶等均有助于鉴别轻、重型急性胰腺炎，并能帮助病情判断。

五、护理要点

（一）休息护理

发作期绝对卧床休息，或取屈膝侧卧位等舒适体位，避免衣服过紧，剧痛而辗转不安者要防止坠床，保证睡眠，保持安静。

（二）输液护理

急性出血坏死性胰腺炎的抗休克和纠正酸碱平衡紊乱自入院始终贯穿于整个病程中，护理上需经常、准确记录 24 h 出入量，依据病情灵活调节补液速度，保证液体在规定的时间内输完，每日尿量应 > 500 mL。必要时建立两条静脉通道。

（三）饮食护理

饮食治疗是综合治疗中的重要环节。近年来临床中发现，少数胰腺炎患者往往在有效治疗后，因饮食不当而加重病情，甚至危及生命。采用分期饮食新法则取得较满意的效果。胰腺炎的分期饮食分为禁食、胰腺炎 I 号饮食、胰腺炎 II 号饮食、胰腺炎 III 号饮食、低脂饮食五期。

1. 禁食

绝对禁食可使胰腺安静休息，胰腺分泌减少至最低限度。患者需限制饮水，口渴者可含漱或湿润口唇。此期患者需静脉补充足够液体及电解质。禁食适用于胰腺炎的急性期，一般患者 2 ~ 3 天，重症患者 5 ~ 7 天。

2. 胰腺炎 I 号饮食

该饮食内不含脂肪和蛋白质。主要食物有米汤、果子水、藕粉、每日 6 餐，每次约 100 mL，每日热量约为 1.4 kJ，用于病情好转初期的试餐阶段。此期仍需给患者补充足够的液体及电解质。胰腺炎 I 号饮食适用于急性胰腺炎患者的康复初期，一般在病后 5 ~ 7 天。

3. 胰腺炎 II 号饮食

该饮食内含少量蛋白质，但不含脂肪。主要食物有小豆汤、果子水、藕粉、龙须面和少量鸡蛋清，每天 6 餐，每次约 200 mL，每天热量约为 1.84 kJ。此期可给患者补充少量液体及电解质。胰腺炎 II 号饮食适用于急性胰腺炎患者的康复中期（病后 8 ~ 10 天）及慢性胰腺炎患者。

4. 胰腺炎 III 号饮食

该饮食内含有蛋白质和极少量脂类。主要食物有米粥、小豆汤、龙须面、菜末、鸡蛋清和豆油（5 ~ 10 g/d），每天 5 餐，每次约 400 mL，总热量约为 4.5 kJ。胰腺炎 III 号饮食适用于急、慢性胰腺炎患者康复后期，一般在病后 15 天左右。

5. 低脂饮食

该饮食内含有蛋白质和少量脂肪（约 30 g），每天 4 ~ 5 餐，适用于基本痊愈患者。

（四）营养护理

急性胰腺炎时，机体处于高分解代谢状态，代谢率可高于正常水平的 20% ~ 25%，同时由于感染使大量血浆渗出。因此如无合理的营养支持，必将使患者的营养状况进一步恶化，降低机体抵抗力，延缓康复。

1. 全胃肠外营养支持

急性胰腺炎特别是急性出血坏死性胰腺炎患者的营养任务主要由全胃肠外营养来承担。全胃肠外营养支持具有使消化道休息、减少胰腺分泌、减轻疼痛、补充体内营养、刺激免疫机制等优点。近年来更有代谢调理学说认为通过营养支持供给机体所需的能源和氮源，同时使用药物或生物制剂调理体内代谢反应，可降低分解代谢，共同达到减少机体蛋白质的分解，保存器官结构和功能的目的。应用全胃肠外营养时需严密监护，最初数日每 6 h 检查血糖、尿糖，每 1 ~ 2 天检测血钾、钠、钙、磷；定期检测肝、肾功能；准确记录 24 h 出入量；经常巡视，保持输液速度恒定，不突然更换无糖溶液；每日或隔日检查导管、消毒插管处皮肤，更换无菌敷料，防止发生感染。一旦发生感染要立即拔管，尖端部分常规送细菌培养。全胃肠外营养一般经过 2 周左右的时间，逐渐过渡到肠内营养支持。

2. 肠内营养支持

肠内营养支持即从空肠造瘘管中滴入要素饮食，混合奶、鱼汤、菜汤、果汁等多种营养。肠内营养支持护理上的要求如下。

（1）应用时不能吃早餐，一定待胃肠功能恢复、肛门排气后使用。

（2）肠内营养支持开始前 3 天，每 6 h 监测尿糖 1 次，每日监测血糖、电解质、酸碱度、血红蛋白、肝功能，病情稳定后改为每周 2 次。

（3）营养液浓度从 5% 开始逐渐增加到 25%，多以 20% 以下的浓度为宜。现配现用，4℃以下保存。

（4）营养液滴速由慢到快，从 40 mL/h（15 ~ 20 滴 /min）逐渐增加到 100 ~ 120 mL/h。由于小肠有规律性蠕动，当蠕动波近造瘘管时可使局部压力增高，甚至发生滴入液体逆流，因此在滴入过程中要随时调节滴速。

（5）滴入空肠的溶液温度要恒定在 40℃左右，因肠管对温度非常敏感，故需将滴入管用温水槽或热水袋加温，如果应用不当很容易发生腹胀、恶心、呕吐、腹痛、腹泻等症状。

（6）灌注时取半卧位，滴注时床头升高 45°，注意电解质的补充，不足的部分可用温盐水代替。

3. 口服饮食

经过 3 ~ 4 周的肠内营养支持，患者进入恢复阶段，食欲增加，护理上要指导患者订好食谱，少食多餐，食物要多样化，告诫患者切不可暴饮暴食增加胰腺负担，防止再次诱发急性胰腺炎。

（五）胃肠减压护理

抽吸胃内容和胃内气体可减少胰腺分泌，防止呕吐。虽本疗法对轻、中度急性胰腺炎无明显疗效，但对并发麻痹性肠梗阻的严重病例，胃肠减压是不可缺少的治疗措施。减压同时可向胃管内间歇注入氢氧化铝凝胶等碱性药物中和胃酸，间接抑制胰腺分泌。腹痛基本缓解后即可停止胃肠减压。

（六）药物护理

1. 镇痛解痉

给予阿托品、普鲁苯辛、可待因、水杨酸、异丙嗪、哌替啶等及时对症处理，减轻患者痛苦。据报道静脉滴注硫酸镁有一定镇痛效果。禁单用吗啡止痛，因其可引起奥狄括约肌痉挛加重疼痛。抗胆碱能药亦不宜长期使用。

2. 预防感染

轻症急性水肿性胰腺炎通常无须使用抗生素。急性出血坏死性胰腺炎易并发感染，应使用足量、有效的抗生素。处理时应按医嘱正确使用抗生素，合理安排输注顺序，保证体内有效浓度，保持患者体表清洁，尤其应注意口腔及会阴部清洁，出汗多时应尽快擦干并及时更换衣、裤等。

3. 抑制胰腺分泌

抗胆碱能药物、制酸剂、H_2 受体拮抗剂、胰岛素与胰高糖素联合应用、生长抑素、降钙素、缩胆囊素受体拮抗剂等均有抑制胰腺分泌作用。使用时注意抗胆碱能药不能用于有肠麻痹者及老年人，H_2 受体拮抗剂可导致皮肤过敏。

4. 抗胰酶药物

早期应用抗胰酶药物可防止向重型转化和缩短病程。常用药有甲磺酸加贝酯、胞磷胆碱、6- 氨基己酸等。使用前二者时应控制速度，除药液不可溢出血管外，注意测血压，观察有无皮疹发生。有精神障碍者慎用胞磷胆碱。

5. 胰酶替代治疗

慢性胰功能不全者需长期用胰浸膏。每餐前服用效佳。注意观察少数患者可出现过敏和叶酸水平下降。

（七）心理护理

对急性发作患者应予以充分的安慰，帮助患者减轻或去除疼痛加重的因素。由于疼痛持续时间长，患者常有不安和郁闷，护理时应以耐心的态度对待患者的痛苦和不安情绪，耐心倾听其诉说，尽量理解其心理状态。采用松弛疗法、皮肤刺激疗法等方法减轻疼痛。将禁食等各项治疗处理方法及重要意义向患者充分解释，关心、支持和照顾患者，使其情绪稳定、配合治疗，促进病情好转。

第二节　胃癌

胃癌是起源于胃上皮的恶性肿瘤，是我国常见的恶性肿瘤之一，居消化道肿瘤死亡原因的首位，在所有肿瘤中居第二位。其发病率在不同年龄间、各国家地区和种族间有较大差异。一般而言，有色人种比白种人易患本病。日本、智利、俄罗斯和冰岛为高发区，而北美、西欧、澳大利亚和新西兰发病率较低。我国的发病率亦较高，尤以西北地区发病率最高，中南和西南地区则较低。全国平均每年病死率约为 16/10 万。本病男性居多，男女之比约为 2 ∶ 1。高发年龄为 55 ~ 70 岁。

一、病因

胃癌的病因迄今尚未完全阐明，一般认为其产生与以下因素有关。

（一）饮食与环境因素

不同国家和地区发病率的明显差异，说明本病与环境因素有关。流行病学研究结果表明，长期食用霉变粮食、霉制食品、咸菜、烟熏和腌制鱼肉以及高盐食品，可增加胃癌发生的概率。烟熏和腌制食品中含高浓度的硝酸盐，后者可在胃内受细菌硝酸盐还原酶的作用形成亚硝酸盐，再与胺结合形成致癌的亚硝胺。高盐饮食致胃癌危险性增加的机制尚不清楚，可能与高浓度盐造成胃黏膜损伤使黏膜易感性增加而协同致癌作用有关。

（二）幽门螺杆菌感染

大量流行病学资料提示幽门螺杆菌（Hp）是胃癌发病的危险因素，已在实验室中成功地用 Hp 直接诱发蒙古沙鼠发生胃癌。其主要原因是 Hp 分泌的毒素使胃黏膜病变，自活动性浅表性炎症发展为萎缩、肠化与不典型增生，在此基础上易发生癌变。此外，Hp 还是一种硝酸盐还原剂，具有催化亚硝化作用而起致癌作用。

（三）遗传因素

从胃癌发病具有家族聚集倾向和可发生于同卵同胞的现象，认为其发生与遗传密切相关。许多学者认为遗传因素使致癌物质使易感者更易致癌。

（四）癌前病变

易恶变的全身性或局部疾病或状态称为癌前病变。胃癌的癌前病变有：①慢性萎缩性胃炎。②腺瘤型胃息肉，息肉大于 2 cm 者。③残胃炎，特别是行胃切除术后者。④恶性贫血胃体黏膜有显著萎缩者。⑤少数胃溃疡患者。

二、临床表现

（一）症状

1. 早期胃癌

早期多无症状，部分患者可出现非特异性消化不良症状。

2. 进展期胃癌

上腹痛为最早出现的症状，可急可缓，开始仅有上腹饱胀不适，餐后加重。继之有隐痛不适，偶呈节律性溃疡样疼痛，最后逐渐加重不能缓解。患者同时有纳差，体重进行性下降。胃壁受累时可有易饱感；贲门癌累及食管下端时可出现吞咽困难；胃窦癌引起幽门梗阻时出现严重恶心、呕吐；黑便或呕血常见于溃疡型胃癌。转移至身体其他脏器可出现相应的症状，如转移至骨骼时，可有全身骨骼剧痛；向胰腺转移，则会出现持续性上腹痛并放射至背部等。

（二）体征

早期胃癌多无明显体征。进展期胃癌的主要体征为腹部肿块，多位于上腹部偏右，呈坚实可移动结节状，有压痛。肝脏转移可出现肝大、并扪及坚硬结节，常伴黄疸。腹膜转移时可发生腹腔积液，出现移动性浊音。远处淋巴结转移时可在左锁骨上内侧触到质硬而固定的淋巴结，称为菲尔绍淋巴结。直肠指诊时在直肠膀胱间凹陷可触及一架板样肿块。此外，某些胃癌患者可出现伴癌综合征，包括反复发作性血栓性静脉炎、黑棘皮病（皮肤皱褶处有色素沉着，尤其在两腋），可有相应的体征，有时可在胃癌被察觉前出现。

（三）并发症

可并发胃出血、贲门或幽门梗阻、穿孔等。

三、辅助检查

（一）血常规检查

多数患者可检查出缺铁性贫血。

（二）大便隐血试验

呈持续阳性，是胃癌普查时的筛选试验。

（三）胃镜检查

内镜直视下可观察病变部位、性质，取黏膜做活组织检查是目前最可靠的诊断手段。

（四）X线钡餐检查

主要表现为充盈缺损、边缘欠规则或腔内龛影、胃壁僵直失去蠕动。

（五）胃液分析

进展期胃癌呈无酸或低胃酸分泌，但低胃酸分泌与正常人重叠，故已不列为常规检查。

四、诊断要点

确诊主要依赖X线钡餐检查、胃镜及活组织检查。早期确诊是根治胃癌的重要条件，有下列现象者应及早或定期进行胃镜检查：①40岁以上患者，尤其是男性，近期出现消化不良，或突然出现呕血或黑粪者。②拟诊为良性溃疡，但五肽促胃液素刺激试验仍缺乏胃酸者。③慢性萎缩性胃炎伴肠化及不典型增生者。④胃溃疡经内科治疗2个月，X线检查显示溃疡反而增大者。⑤X线检查胃息肉＞2 cm者。

五、治疗要点

（一）手术治疗

手术治疗是目前唯一有可能根治胃癌的方法。治疗效果取决于胃癌的病期、癌肿侵袭深度和扩散范围。对早期胃癌，一般首选胃部分切除术，如已有局部淋巴结转移，则应同时予以清扫。对进展期患者，如无远处转移，应尽可能手术切除。

（二）化学治疗

应用抗肿瘤药物辅助手术治疗，在术前、术中及术后使用，以抑制癌细胞的扩散和杀伤残存的癌细胞，从而提高手术效果。联合化疗亦可用于晚期胃癌不能施行手术者。常用药物有氟尿嘧啶、丝裂霉素、替加氟、阿霉素等。

（三）内镜下治疗

对早期胃癌可在电镜下用电灼、激光或微波作局部灼除，中、晚期胃癌不能手术者，亦可在内镜下局部注射抗肿瘤药、无水乙醇或免疫增强药等进行治疗。

（四）支持治疗

应用高能量静脉营养疗法以增强患者的体质，使其能耐受手术和化疗；使用免疫增强药如卡介苗、左旋咪唑等，提高患者的免疫力；配合应用中药扶正治疗等。

六、护理要点

（一）疼痛护理

注意评估疼痛的性质、部位，是否伴有严重的恶心、呕吐、吞咽困难、呕血及黑粪等症状。如出现剧烈腹痛和腹膜刺激征，应考虑发生穿孔的可能性，及时协助医生进行有关检查或手术治疗。

1. 药物止痛

遵医嘱给予相应的止痛药，目前治疗癌性疼痛的主要药物包括：①非麻醉性镇痛药，如阿司匹林、吲哚美辛、对乙酰氨基酚等。②弱麻醉性镇痛药，如可待因、布桂嗪等。③强麻醉性镇痛药，如吗啡、哌替啶等。④辅助性镇痛药，如地西泮、异丙嗪、氯丙嗪等。

2. 患者自控镇痛

该方法是用计算机化的注射泵，经由静脉、皮下或椎管内注射药物，以输注止痛药，患者可自行间歇性给药。

（二）营养护理

（1）让患者了解充足的营养支持对机体恢复有重要作用，对能进食者鼓励其尽可能进食易消化、营养丰富的流质或半流质饮食。提供清洁的进食环境，并注意增强食物的色、香、味，激发患者的食欲。

（2）对贲门癌有吞咽困难者和中、晚期患者应按医嘱静脉输注高营养物质，以维持机体代谢需要。幽门梗阻时，可行胃肠减压，同时遵医嘱静脉补充液体。

（3）定期测量体重，监测血清蛋白和血红蛋白等营养指标。

（三）使用化疗药的护理

遵医嘱进行化学治疗，以抑制和杀伤癌细胞。并向患者说明不良反应，使其有一定的思想准备。严密观察血常规变化。保护静脉，减少局部刺激。

七、健康教育

（1）开展卫生宣教，提倡多食富含维生素C的新鲜水果、蔬菜，多食肉类、鱼类、豆制品和乳制品。避免高盐饮食，少进食咸菜、烟熏和腌制食品。粮食储存要科学，不食霉变食物。

（2）指导患者保持乐观态度，稳定情绪，以积极的心态面对疾病，运用适当的心理防御机制。

（3）坚持体育锻炼，增强机体抵抗力。注意个人卫生，特别是体质衰弱者，应做好口腔、皮肤黏膜的护理，防止继发性感染。

（4）有癌前病变者，应定期检查，以便早期诊断及治疗。

（5）定期复诊，以监测病情变化和及时调整治疗方案。

第三节　消化道出血

消化道出血是急诊经常遇到的诊治问题。消化道是指从食管到肛门的管道，包括食管、胃、十二指肠、空肠、回肠、盲肠、结肠及直肠。消化道出血可由消化道本身的炎症、机械性损伤、血管病变、肿瘤等因素引起，也可由邻近器官的病变和全身性疾病累及消化道所致。

一、概述

上、下消化道以十二指肠悬韧带作为区分标志。位于此韧带以上的消化管道称为上消化道，此韧带以下的消化管道称为下消化道。十二指肠悬韧带从膈肌右角发出一束肌纤维索带向下与十二指肠空肠曲相连，将十二指肠空肠固定在腹后壁。十二指肠悬韧带为确认空肠起点的重要标志。

上消化道出血部位指十二指肠悬韧带以上的食管、胃、十二指肠、上段空肠以及胰管和胆管的出血。十二指肠悬韧带以下的肠道出血称为下消化道出血。

（一）上消化道出血的病因

1. 食管疾病

食管炎（如反流性食管炎、食管憩室炎）、食管癌、食管溃疡、食管贲门黏膜裂伤出血、器械检查或异物引起的损伤、放射性损伤、强酸和强碱引起的化学性损伤等。

2. 胃、十二指肠疾病

消化性溃疡、急慢性胃炎（包括药物性胃炎）、胃黏膜脱垂、胃癌、急性胃扩张、十二指肠炎、残胃炎、残胃溃疡或癌、淋巴瘤、平滑肌瘤、息肉、肉瘤、血管瘤、神经纤维瘤、膈疝、胃扭转、憩室炎、钩虫病等。

3. 胃肠吻合术后溃疡

胃肠吻合术后的空肠溃疡和吻合口溃疡。

4. 门静脉疾病

门静脉高压伴食管胃底静脉曲线破裂出血、门静脉高压性胃病、肝硬化门静脉炎或血栓形成的门静脉阻塞、肝静脉阻塞。

5. 上消化道邻近器官或组织的疾病

（1）胆道出血：胆管或胆囊结石、胆道蛔虫病、胆囊或胆管病、肝癌、肝脓肿或肝血管病变破裂。

（2）胰腺疾病累及十二指肠：胰腺囊肿、胰腺炎、胰腺癌等。

（3）胸或腹主动脉瘤破入消化道。

（4）纵隔肿瘤或脓肿破入食管。

6. 全身性疾病

（1）血液病：白血病、再生障碍性贫血、血友病等。

（2）尿毒症。

（3）结缔组织病：血管炎。

（4）应激性溃疡：严重感染、手术、创伤、休克、糖皮质激素治疗，以及某些疾病引起的应激状态，如脑血管意外、肺源性心脏病、重症心力衰竭等。

（5）急性感染性疾病：流行性出血热、钩端螺旋体病。

（二）下消化道出血病因

1. 肛管疾病

痔、肛裂、肛瘘。

2. 直肠疾病

直肠受损、非特异性直肠炎、结核性直肠炎、直肠肿瘤、直肠类癌、邻近恶性肿瘤或脓肿侵入直肠。

3. 结肠疾病

细菌性痢疾、阿米巴痢疾、慢性非特异性溃疡性结肠炎、憩室、息肉、癌肿和血管畸形。

4. 小肠疾病

急性出血性坏死性肠炎、肠结核、克罗恩病、空肠憩室炎或溃疡、肠套叠、小肠肿瘤、胃肠息肉病、小肠血管瘤及血管畸形。

二、诊断

（一）出血诊断

1. 出血量

我国多数学者主张把出血量低于 500 mL/d 称为少量出血，把 500 ~ 1 000 mL/d 称为中等量出血，超过 1 000 mL/d 时则称为大出血。

实际上在临床工作中并不能精确地测定出血量。因为所谓呕血量，其中也会包含一部分胃液，而根据"黑便"仅能估计排出体外的血量，无法估计留滞在肠道的积血量。所以，一般用间接方法估算失血量，即将恢复血红蛋白至正常水平所需要的输血量估算为出血量。

2. 出血部位

一般急速且出血部位较高的出血，可引起呕血；少量或出血部位较低的出血，多发生黑便。如食管静脉曲张、胃溃疡等出血时常有呕血，而十二指肠 – 胃溃疡出血多表现为黑便。

难以判定出血部位是在十二指肠还是在结肠时，检查血尿素氮有鉴别意义。若血尿素氮正常，则出血部位在结肠；若血尿素氮升高，则为十二指肠出血。因为大量血液经过整段小肠时，会引起蛋白质大量吸收，从而导致血尿素氮升高，故可鉴别。

3. 出血速度

黑便不总是柏油样的，大便颜色与出血的程度和在胃肠道滞留的时间有关。出血非常急速时，大便可呈暗红色；缓慢出血时，即使出血部位较低也可以呈黑便。

（二）病史

倘若出现病情危重或者发生休克，甚至意识障碍，要全面详细地采集病史是有困难的。但是应当力求多了解到一些有用的线索，如慢性有规律的腹痛史、反酸嗳气史、慢性肝病史、饮酒或服用某种药物史等。

1. 溃疡出血

绝大多数患者会有长期腹痛或反酸，甚至典型的有规律性的空腹或者进食后腹痛的病史。以往反复发作的梗阻或者出血也常提示有溃疡病存在。如果过去由内镜或者 X 线钡餐检查证实有溃疡存在对诊断更有帮助。

2. 肝硬化

肝病病史，并有慢性消化道症状如厌油、腹胀、食欲缺乏等要怀疑有肝硬化的可能。若患者以往有肝功能化验异常、腹胀、水肿或黄疸病史，则应警惕有食管静脉曲张出血的危险。

3. 出血性胃炎

对于那些以往无胃痛或者消化道症状的出血患者，若无肝病的证据，也无凝血功能障碍的线索，应多考虑为出血性胃炎或者良性肿瘤。

4. 腹痛

急性出血后一般腹痛能够缓解。若平时有慢性典型的溃疡型腹痛，在近期内突然加重，则应警惕有出血的可能性。若溃疡侵蚀了较大的血管，如胃左动脉、脾动脉或者胃十二指肠动脉，则表现为大出血，此时常需采取手术方法止血。

5. 药物

饮酒或者服用阿司匹林、保泰松、吲哚美辛、索米痛或者激素等药物都会造成出血性胃炎，这种因素不仅是引起出血的直接原因，也可以是慢性溃疡病出血的诱发因素。

（三）体格检查

急性消化道出血查体的重点，首先是仔细观察皮肤颜色、脉搏、血压和周围循环状况，目的是判断血液循环的变化情况。

（1）若发现有肝掌和蜘蛛痣等体征，则说明有肝硬化的可能。

（2）黄疸、腹壁静脉曲张、腹水、脾功能亢进等提示有肝功能失代偿及门静脉高压症存在。

（3）胃癌进展期常能在上腹部触及包块，但不是大出血的常见原因。

（4）皮下瘀血或出血点等则是罕见的遗传性毛细血管扩张症的表现。

（四）辅助检查

1. 实验室检查

实验室检查包括血常规、血小板、凝血功能、胆红素、血浆白蛋白等，可初步鉴定溃疡出血、肝硬化出血和血液系统疾病出血。同时对肝硬化、食管静脉曲张破裂出血的预后有参考意义。

2. 急诊胃镜

紧急内镜检查的阳性率较高，大多报道在90%以上。它不仅能找到出血的原因和部位，而且同时可以做治疗，但是在操作上具有一定的危险性。

三、急性上消化道出血

急性上消化道出血最常见的三大病因依次是消化性溃疡、急性胃黏膜病变和食管胃底静脉曲张破裂。急性上消化道出血以呕血和（或）黑便为主要症状，常伴有血容量减少引起的急性周围循环衰竭。

（一）临床表现

1. 症状

1）呕血与黑便

上消化道各部位出血后均有黑便，若出血量很大，血液在肠内推进快，粪便也可呈暗红色或鲜红色。如伴呕血常提示幽门以上的病变出血，但幽门以下的病变出血量大，速度快，血液也可反流入胃，引起恶心、呕吐而发生呕血。呕血多呈棕褐色、咖啡渣样。但如出血量大，未经胃酸充分混合即呕出，则为鲜红或兼有血块。应注意有少数患者在出现呕血与黑便之前即发生严重周围循环衰竭，此时进行直肠指检如发现黑便或血便则对诊断有帮助。

2）失血性周围循环衰竭

失血性周围循环衰竭是急性失血的后果，其程度的轻重与出血量及速度有关。少量出血可因机体的自我代偿而不出现临床症状。中等量以上的出血常表现为头昏、心悸、冷汗、恶心、口渴；体检可发现面色苍白、皮肤湿冷、心率加快、血压下降。大量出血可出现黑蒙、晕厥，甚至休克。应注意在出血性休克的早期血压可因代偿而基本正常，甚至一时偏高，但此时脉搏细速、皮肤苍白、湿冷。老年人大量出血可引起心、脑、肾的并发症。

3）发热

多数患者在出血后 24 h 内出现低热，常低于 38.5℃，持续 3 ~ 5 天降至正常。少数大量出血的患者可出现难以控制的高热，提示病情严重，原因不明，可能与失血后导致体温调节中枢的功能障碍有关。

4）氮质血症

上消化道出血后因血红蛋白在肠道被分解、吸收和肾血流量减少而导致血中尿素氮升高，24 ~ 48 h 达高峰，一般不超过 14.3 mmol/L，3 ~ 4 天内降至正常。若同时检测血肌酐水平正常，出血后血尿素氮浓度持续升高或一度下降后又升高，常提示活动性出血或止血后再出血。

2. 实验室检查

（1）血常规：在出血早期，可因血管和脾脏代偿性收缩和血液浓缩，而使红细胞和血红蛋白基本正常甚至升高，一般在急性出血后 3 ~ 4 h 开始下降，此时也应注意治疗过程中，快速大量输液造成的血液稀释对血常规结果的影响，以正确评估出血程度。血小板和白细胞可因出血后的应激反应而在短期内迅速增加。

（2）呕吐物隐血试验和粪便嗜血反应强阳性。

（3）血尿素氮：出血后数小时内开始升高，24 ~ 48 h 达高峰，4 天内降至正常。

应同时测定血肌酐浓度，以排除原有肾脏疾病。

3. 特殊检查

（1）胃镜检查：是诊断上消化道出血最常用的准确方法，尤其是出血后 48 h 内的紧急胃镜检查更具有价值，可发现近 90% 的出血病因。除出现活动性呕血、昏迷或垂死者外，宜在积极纠正休克的同时进行紧急胃镜诊治。单纯保守地等待血压回升可能导致失去治疗的有限机会，尤其是对于活动性大出血者。对活动性出血者，胃镜检查前宜插胃管抽吸胃内积血，并以生理盐水灌洗干净以免影响积血观察。

（2）X 线钡餐检查：此法在急性上消化道大出血时对出血病因的诊断价值有限。早期 X 线钡餐检查还可能引起再出血。一般主张在出血停止和病情稳定数日后行 X 线钡餐检查。

（3）选择性腹腔动脉造影：对于出血速度 ≥ 0.5 mL/min 的活动性出血，此法可能发现一些经胃镜或 X 线钡餐检查未能发现的出血病灶，并可在该动脉插管内滴入垂体加压素而达到止血目的。

（4）剖腹探查术：少数患者经上述内科检查仍不能找到出血病灶，而又有活动性大出血者，可在积极输血和其他抗休克处理的同时行剖腹探查术，必要时还可行术中内镜检查，常可获明确诊断。

（二）急救措施

1. 积极补充血容量

对消化道大量出血患者应迅速补充血容量，尽快用大号针进行静脉输液，或经锁骨下静脉穿刺输液，同时监测中心静脉压。开始宜快速输液，用生理盐水、林格液、右旋糖酐、706 代血浆或血浆，并应尽早足量输入全血，对肝硬化患者宜输新鲜血，同时需特别注意保持水、电解质平衡。

2. 止血

（1）插入胃管给予冰盐水或冰水洗胃。

（2）药物止血治疗。①去甲肾上腺素 8 mg 加入 100 mL 生理盐水中，分次口服或作鼻饲灌注或滴注，使局部血管收缩，并减少胃酸分泌。②生长抑素可抑制胃泌素和胃蛋白酶的分泌，进而起到抑酸与保护黏膜作用，有助于消化道止血，初始以 250 µg 静脉滴注，然后每小时静脉滴注 100 ~ 250 µg，可连续应用 4 ~ 12 h。③前列腺素有助于止血作用，酚磺乙胺、氨甲环酸、6– 氨基己酸、氨甲苯酸以及中药云南白药、三七等亦有止血作用。

（3）纤维内镜直视下止血。可经内镜在局部喷洒 1% 去甲肾上腺素或 5% 孟氏溶液，也可局部喷洒凝血酶。还可在内镜下进行局部电凝止血、激光止血、微波止血等。

3. 食管胃底静脉曲张破裂出血的急救措施

（1）垂体后叶激素：可使内脏小动脉收缩以降低门静脉压力，对食管胃底静脉曲张破裂出血有止血效果。常用垂体后叶激素 20 U 加入 5% 葡萄糖溶液 200 mL 内静脉滴注，0.5 ~ 1 h 滴完，必要时每 6 h 重复使用一次，每天不超过 3 次。

（2）三腔双气囊管压迫止血：适用于静脉滴注垂体后叶激素及其他止血药物无效的食管胃底静脉曲张破裂出血。一般置管气囊充气 24 h 后宜放出气囊空气，以防止压迫过久引起局部黏膜坏死。出血停止 24 h 后，应在双气囊放气状态下再留置三腔管观察 24 h，如未再出血则即可拔管。

（3）经纤维内镜注射硬化剂治疗：可阻塞血管腔而达到止血目的。硬化剂一般采用无水乙醇、乙氧硬化醇、鱼肝油酸钠。

（三）治疗

经内镜治疗活动性出血，以药物提高胃内 pH 值，促进止血防止再出血是上消化道出血的基本治疗原则，因此所有上消化道出血的处理均应遵循三个原则：①正确的内镜诊断；②内镜下及时止血治疗；③静脉内使用质子泵抑制剂奥美拉唑等使胃内 pH 值升至 6.0 以上。

1. 病情观察

严密监测病情变化，患者应卧位休息，保持安静，保持呼吸道通畅，避免呕血时血液阻塞呼吸道而引起窒息。

2. 抗休克

积极抗休克，尽快补充血容量是最主要的治疗措施。应立即配血，有输血指征时可以输血。在输血之前可先输入生理盐水、林格液、右旋糖酐或其他血浆代用品。

3. 胃内降温

通过胃管吸净胃内容物后，应注入 4℃ 的冰生理盐水灌洗而使胃降温。胃内降温可使其血管收缩，血流减少，并可使胃分泌和消化受到抑制，出血部位纤溶酶活力减弱，从而达到止血目的。

4. 口服止血剂

消化性溃疡的出血是黏膜病变出血，采用血管收缩剂如去甲肾上腺素 8 mg 加于冰盐水 150 mL 分次口服，可使出血的小动脉强烈收缩而止血。此法不主张用于老年人。

5. 抑制胃酸分泌和保护胃黏膜

常用药物为组胺 H_2 受体拮抗剂，如雷尼替丁、法莫替丁、西咪替丁；作用更强的 H^+–K^+–ATP 酶抑制剂，如奥美拉唑、潘妥洛克。

抗酸药、抗胆碱药、H_2 受体阻断剂等药物制酸环节单一，不能充分有效地阻止胃酸分泌，或者迅速产生耐受性，可造成胃内酸度反跳增高，难以形成理想的胃内 pH 环境。目前能使人体胃内 pH 值达到 6.0 以上的静脉内使用药物是奥美拉唑，其最佳剂量为 80 mg 首剂静脉推注后，以 8 mg/h 的速度连续静脉滴注，这个剂量可使胃内 pH 值迅速达到 6.0 以上。静脉推注负荷量再继续以静脉输注维持，可在 20 min 内达到治疗所要求的胃内 pH 值保持平稳。

6. 内镜直视下止血

局部喷洒 5% 碱式硫酸铁溶液，其止血机制在于可使局部胃壁痉挛，出血周围血管发生收缩，并有促使血液凝固的作用，从而达到止血目的。内镜直视下高频电灼血管止血适用于持续性出血者。由于电凝止血不易精确凝固出血点，对出血面直接接触可引起暂时性出血。内镜下激光治疗，可使组织蛋白凝固，小血管收缩闭合，起到机械性血管闭塞的作用。

（四）护理要点

（1）随时观察呕血、黑粪情况，注意神志、脉搏、血压、呼吸、每小时尿量、四肢外周循环情况，定期复查红细胞计数、血红蛋白定量、血细胞比容、血液尿素氮、中心静脉压等，以便判断患者出血性休克发生、发展情况。

（2）大出血后，患者常出现恐惧心理，此时须绝对卧床休息，保持安静，取平卧并将下肢抬高，酌情给予镇静剂地西泮等药物。肝硬化患者禁用吗啡、巴比妥等药物。

（3）吸氧和保持呼吸道通畅，避免呕吐物阻塞气道。

（4）上消化道出血患者频繁呕血，恶心、呕吐时暂时禁食，一般不必禁食，可根据少食多餐的原则给予清淡、易消化的流质或半流质饮食。

（5）迅速补充血容量，根据不同的病因，采取相应的止血措施。

（6）急性出血患者及其家属精神紧张，对控制出血不利，应做好心理护理，安定患者的情绪。

（7）注意应用止血药物后的副作用，垂体后叶激素对于高血压病、冠心病、脑动脉硬化及妊娠者不宜使用。

（8）应用三腔双气囊管压迫止血要事先做好解释工作，术后严密观察，严防脱落引起患者的窒息。

第五章　神经系统危急重症护理

第一节　脑梗死

一、概述

脑梗死是指各种原因引起的脑部血液供应障碍，使局部脑组织发生不可逆性损害，导致脑组织缺血、缺氧性坏死。引起脑梗死的主要机制是供应脑部血液的颅内或颅外动脉发生闭塞性病变而未能得到及时、充分的侧支循环供血所致。

多数患者起病较缓，常在安静休息时或睡眠中发病。部分患者在发作前有头晕、头痛、肢体无力等前驱症状，约 1/3 的患者发病前曾有短暂性脑缺血发作史。神经系统局灶性表现多在数小时或 1 ~ 2 天达到高峰，一般无意识障碍或意识障碍相对较轻、出现较晚。

二、辅助检查

CT 检查是目前最方便、快捷、常用的影像学检查手段。主要的缺点是对于脑干、小脑部位的病灶以及较小梗死灶，其分辨率差。大部分患者发病 24 h 后 CT 逐渐显示低密度梗死灶，发病后 2 ~ 15 天显示均匀片状或楔形的明显低密度灶。在大面积脑梗死中显示有脑水肿和占位效应，出血性梗死时病灶呈混杂密度。梗死吸收期为发病后 2 ~ 3 周，病灶水肿消失，出现吞噬细胞浸润与周围正常脑组织等密度，在 CT 上难以分辨，称之为"模糊效应"。

MRI 检查早期缺血性梗死，脑干、小脑梗死以及静脉窦血栓形成等均可显示，出血性梗死时 T 相有高信号混杂。MRI 弥散加权成像早期能够显示缺血病变（发病 2 h 内），是早期治疗的重要信息来源。急性脑梗死 MRI 检查结果为，T1WI 低信号，T2WI 高信号，FLAIR 呈高信号，DWI 信号很高（明亮），水肿明显，轻至中度占位效应。

DSA、计算机体层血管成像（CTA）和磁共振血管造影术（MRA）检查是发现血管狭窄、闭塞及其他血管病变，如动脉炎、脑底异常血管网病、动脉瘤和动静脉畸形等的重要检查手段，能够为脑梗死的血管内治疗提供依据。金标准是 DSA。与

DSA 相比，CTA 在颈动脉狭窄病变中具有更好的分辨能力。MRA 的基本方法多，包括时间飞越法、相位对比法、血管内注射对比剂的三维对比剂增强磁共振成像，后者能显示主动脉弓至颅内动脉整个血管数，能很好地了解颅内外动脉的病变情况以及侧支循环建立情况。在进行血管评估的时候，MRI 可以显示脑梗死病灶，对脑梗死的分型及临床上指导治疗有很大的帮助。

经颅多普勒检查目前能够用于评估颅内外血管狭窄、闭塞、痉挛或血管侧支循环建立情况，用于溶栓治疗监测。由于存在血管周围软组织或颅骨干扰以及受操作人员技术水平影响的缺点，目前仍不能完全替代 DSA，多被用于高危患者筛查和定期血管病变监测。

超声心动图检查用于发现心脏附壁血栓、心房黏液瘤和二尖瓣脱垂，利于脑梗死不同类型间鉴别诊断。

三、治疗

1. 一般治疗

（1）卧床休息，头部抬高 10°，保持呼吸道通畅，预防感染，合理使用抗生素。注意营养均衡，有意识障碍的患者应留置胃管，以肠内营养支持为主，注意维持水、电解质平衡，注意预防消化道出血，可适当选用 H_2 受体拮抗剂或质子泵抑制剂。如出现明显的呼吸困难、窒息应考虑行气管插管和机械通气。

（2）脱水降颅内压。根据病情选用甘露醇、人血白蛋白、呋塞米、甘油果糖等。在脱水药物的使用中，需注意：老年患者大量使用甘露醇时易出现心、肾衰竭，需记录出入量，观察心律及心率变化；甘油果糖在滴注过快时可能导致溶血；呋塞米易出现水、电解质紊乱，特别是低血钾，临床应重视监测相应指标。

（3）维持血压稍高于发病前水平，一般不使用降血压药物，以免减少脑血流灌注量，加重梗死。若发病后 24 ～ 48 h 血压超过 220/120 mmHg 或平均动脉压超过 130 mmHg，可考虑加用降压药，舒张压超过 140 mmHg，可用硝普钠 0.5 ～ 10 μg/（kg·min），维持血压在（170 ～ 180）/（95 ～ 100）mmHg 水平。

2. 抗凝治疗

常用低分子量肝素：4 000 ～ 5 000 U，每天 2 次，腹壁皮下注射，连用 7 ～ 10 天。华法林 6 ～ 12 mg/d，口服，3 ～ 5 天后改为 2 ～ 6 mg/d 维持，逐步调整国际标准化比值，使其控制在 2.0 ～ 3.0。

不进行溶栓治疗的患者在 48 h 内应开始使用阿司匹林。

3. 溶栓治疗

溶栓治疗前应常规做凝血功能检查。

（1）静脉溶栓：静脉溶栓应严格掌握适应证，提倡超早期溶栓，即发病 3～6 h内。部分因基底动脉血栓导致的死亡率非常高，而溶栓可能是唯一的抢救办法，因而溶栓治疗的时间窗和适应证可适当放宽。

（2）动脉溶栓：既往运用的血管内介入治疗的方法主要有动脉介入接触性溶栓术，近年也提出不少新方法，其中具有代表性的技术为 Penumbra 取栓系统机械取栓、低频经颅多普勒颅外超声辅助的动脉介入溶栓术、介入溶栓或取栓辅助血管成形术等。

4. 降纤治疗

（1）通过降解血中纤维蛋白原、增强纤溶系统活性以抑制血栓形成，常用药物有：巴曲酶、降纤酶、安克洛酶等。

（2）血管扩张剂及脑活化剂急性期不宜使用，因急性期脑缺血区血管呈麻痹及过度灌流状态，会导致脑内盗血而加重脑水肿，宜在脑梗死亚急性期（2～4周）使用。

四、护理要点

（一）一般护理

1. 休息与体位

急性期绝对卧床休息，避免搬动，一般取平卧位，头部禁用冷敷，以防止脑血流量减少。

2. 饮食护理

合理饮食、鼓励无吞咽困难的患者自行进食，少食多餐；给予低盐、低糖、低脂、低胆固醇、富含维生素、足量膳食纤维的无刺激性食物，多食芹菜、豆类、鱼、香蕉、食醋等；有面肌麻痹者，应将食物送至口腔健侧的舌后部；有吞咽困难及呛咳者，应加强吞咽功能训练，做好进食护理，防止误吸发生；昏迷患者应鼻饲流质饮食，保证每天的摄入量。

3. 心理护理

关心、尊重患者，向患者耐心解释不能说话或吐字不清的原因，避免挫伤其自尊心，鼓励患者大声说话，对患者取得的进步应及时给予肯定和表扬，鼓励家属、朋友多与患者交流，耐心倾听其每一个问题。

（二）病情观察

定时监测并记录患者生命体征、意识状态、瞳孔变化，观察有无头痛、呕吐等，及时发现有无脑缺血加重、颅内压增高的征象，一旦发现异常及时报告医生，并积极配合处理。

（三）药物护理

1.溶栓药

在发病 6 h 内采用溶栓治疗，迅速溶解血栓，使缺血区血液再灌注，防止脑细胞进一步发生不可逆性损伤。常用溶栓药物有尿激酶、阿替普酶。严格掌握溶栓治疗的适应证、禁忌证、药物剂量、监测出血时间、凝血时间、凝血酶原时间，观察有无继发性皮肤黏膜及内脏出血征象。

2.抗凝血药

目的在于防止血栓扩展和溶栓后再闭塞。常用药物有普通肝素、低分子量肝素及华法林等。

（四）健康指导

指导患者和家属了解脑血栓形成的基本病因、主要危险因素和危害，告知本病的早期症状和就诊时机，教会患者本病的康复知识与自我护理方法。

应鼓励患者树立信心，在肢体和语言康复过程中循序渐进、持之以恒，克服急于求成的心理。

第二节　脑出血

一、概述

脑出血指原发性非损伤性脑实质内出血，占全部脑卒中的 20% ～ 30%，年发病率为（60 ～ 80）/10 万,急性期病死率为 30% ～ 40%。基底核区的血液供应来自豆纹动脉，该动脉自大脑中动脉垂直分支而出，故基底核区为脑出血的好发部位。脑出血中，大脑半球出血占 80%，脑干和小脑出血占 20%。

1.基底核区出血

基底核区出血包括壳核出血、丘脑出血和尾状核头出血。壳核、丘脑出血均可累及内囊，典型表现为"三偏征"，即病灶对侧偏瘫、偏身感觉障碍和同向性偏盲，可有意识障碍,累及优势半球时可有失语。其中壳核出血常引起较严重的运动障碍、持续的同向性偏盲；丘脑出血则产生较明显的感觉障碍、短暂的同向性偏盲，可伴有偏身自发性疼痛和感觉过度；尾状核头出血较少见，表现为头痛及轻度脑膜刺激征，两眼向病灶侧凝视、麻痹。

2. 脑叶出血

以顶叶出血最多见。脑叶出血部位不同，临床表现也不同，如顶叶出血，出现偏身感觉障碍和空间构象障碍；额叶出血，出现偏瘫、表达性失语等；颞叶出血，出现感觉性失语、精神症状；枕叶出血，出现对侧偏盲等。

3. 脑桥出血

出血量大时患者多迅速陷入昏迷，双侧瞳孔缩小呈针尖样固定于正中位，出现四肢瘫痪、呕吐咖啡样胃内容物、中枢性高热以及中枢性呼吸障碍等，多在 48 h 内死亡。小量出血表现为交叉性瘫痪或共济失调性轻偏瘫。

4. 小脑出血

小脑出血起病突然，可在数分钟内出现枕部头痛、眩晕、呕吐、病侧肢体共济失调等，无肢体瘫痪。病初多无意识障碍，若大量出血则容易很快陷入昏迷，并出现不规则呼吸，最终因枕骨大孔疝而死亡。

5. 原发性脑室出血

由脑室内脉络丛动脉或室管膜下动脉破裂出血所致。小量脑室出血表现酷似蛛网膜下隙出血，可完全恢复，预后良好。脑室大量出血时，患者迅速出现深昏迷、四肢弛缓性偏瘫、去大脑强直状态、频繁呕吐、针尖样瞳孔等，多迅速死亡。

二、辅助检查

1. 头部 CT 检查

头部 CT 检查是临床疑诊脑出血的首选检查，可早期发现脑出血部位、范围和出血量。

2.MRI 检查

可发现 CT 不能确定的脑干或小脑的少量出血。

3.DSA 检查

可检出脑动脉瘤、脑动静脉畸形、血管炎等，有助于病因诊断。

三、治疗

脑出血急性期的治疗原则是防止再出血，控制脑水肿，维持生命功能和防治并发症。治疗目的是挽救患者生命，减少神经功能残疾程度和降低复发率。治疗措施包括减轻脑水肿、降低颅内压、调整血压，必要时手术治疗，促进神经功能恢复。恢复期加强肢体、语言及生活自理能力等的功能锻炼。

四、护理要点

（一）一般护理

1. 休息与体位

安静休息，一般应卧床 2 ~ 4 周，避免搬动，尤其是在发病 24 ~ 48 h；必须搬动时，保持患者身体长轴在一条直线上，以免牵动头部；患者取侧卧位，头部抬高 15° ~ 30°，以利于颅内静脉血回流，减轻脑水肿。病房保持安静，光线柔和，限制亲友探视。各项护理操作轻柔，集中进行，防止患者受刺激而加重出血。嘱患者排便时避免屏气用力，以免颅内压增高或诱发再次出血，便秘者可遵医嘱应用缓泻剂，禁止灌肠。

2. 皮肤的护理及功能锻炼

协助患者每 2 ~ 3 h 翻身 1 次，最长不超过 4 h。协助翻身时避免拖、拉、推等动作；将患者安置妥当后，可在身体空隙处垫软枕或海绵垫，必要时使用防压疮气垫。发病后保持瘫痪肢体于功能位；病后 10 ~ 14 天病情稳定后，即可对瘫痪肢体关节进行按摩和被动运动，进行康复治疗。

3. 饮食护理

给予高蛋白、富含维生素的清淡饮食，根据病情及时添加富含膳食纤维的蔬菜、水果；伴意识障碍、消化道出血的患者禁食 24 ~ 48 h，昏迷或有吞咽困难者在发病第 2 ~ 3 天应鼻饲。清醒患者摄食时，以坐位或头高侧卧位为宜，进食要慢；面颊肌麻痹时，应将食物送至口腔健侧近舌根处，容易吞咽。

4. 预防感染

向患者及家属解释发生坠积性肺炎、尿路感染的危险因素及预防措施。保持病房清洁和空气流通，定时消毒，限制探视，以防交叉感染；定时吸痰、翻身拍背，做好口腔护理，随时清除呼吸道分泌物；对意识清醒的患者，鼓励其深呼吸及咳嗽，有效排痰；留置导尿过程中严格无菌操作，每日消毒尿道口 1 ~ 2 次；观察患者体温、呼吸的变化，若有发热、咳嗽、咳黄脓痰应考虑感染，及时处理。

（二）病情观察

密切观察并记录生命体征、意识状况，及有无剧烈头痛、呕吐、烦躁不安等症状。

1. 体温

发病后迅速出现持续高热，提示脑出血累及下丘脑体温调节中枢，应给予物理降温；体温逐渐升高，多系合并感染；体温下降或不升，提示病情严重。

2. 呼吸

呼吸由深而慢变为浅而快，且不规则，或呈叹息样改变或潮式呼吸，提示呼吸中枢严重受损；呼吸突然停止，提示痰液阻塞或脑疝。

3. 血压和脉搏

脉搏出现大幅度波动或血压急剧下降，提示延髓血管舒缩中枢受累，是危重征象。

4. 意识状态

意识障碍进行性加重，提示有进行性出血。

（三）药物护理

1. 降低颅内压药物

颅内压增高主要是因为早期血肿的占位效应和血肿周围脑组织的水肿。脑出血后 3～5 天，脑水肿达到高峰。药物治疗可以减轻脑水肿，降低颅内压，防止脑疝形成。常用药物有 20% 甘露醇、呋塞米和白蛋白等。

2. 降压药

经降颅内压治疗后，收缩压 ≥ 200 mmHg 或舒张压 ≥ 110 mmHg 时，应降血压治疗，可适当给予作用温和的降压药物如硫酸镁等，避免使用利血平等强降压药物。用降压药时密切观察血压变化，防止血压降低得过快、过低，根据血压变化及时调整用药的速度和剂量。急性期后，血压仍持续过高时可系统地应用降压药。

（四）健康指导

（1）向患者及家属介绍有关疾病的基本知识，告知积极治疗原发病对防止再次出血的重要性。

（2）避免精神紧张、情绪激动、用力排便及过度劳累等诱发因素。

（3）应教会患者家属测量血压的方法，每日定时监测血压，发现血压异常波动及时就诊。

第三节 脑膜炎

一、概述

脑膜炎是脑膜或脑脊膜（头骨与大脑之间的一层膜）被感染引起的疾病。通常伴有细菌或病毒感染身体任何一部分所引起的并发症，比如耳部、鼻窦或上呼吸道感染。

脑膜炎在临床上可分为结核性脑膜炎和化脓性脑膜炎。

1. 结核性脑膜炎

早期表现为精神状态改变，如烦躁好哭、精神呆滞；还可有低热、食欲减退、呕吐、睡眠不安、消瘦等表现。如果病情严重，头痛呈持续性并加重，呕吐加重并可变为喷射性，逐渐出现嗜睡，还可出现抽搐，病情进一步加重则出现昏迷、频繁抽搐、四肢肌肉松弛、瘫痪，还可出现呼吸不规则、死亡。

2. 化脓性脑膜炎

化脓性脑膜炎是由各种化脓性细菌引起的脑膜炎症。以发热、头痛、呕吐、烦躁等症状为主要表现。神经系统检查和脑脊液检查异常。一般为身体其他部位感染引起败血症，细菌进入大脑所致。部分由于中耳炎、头部外伤后感染，细菌直接进入脑膜所致。

二、辅助检查

1. 实验室检查

1）血常规

急性期周围血常规白细胞计数明显增高，以中性粒细胞为主可出现不成熟细胞。

2）脑脊液

压力增高，外观浑浊、脓性，白细胞计数在（1～10）×10^9/L，少数病例更高，以中性粒细胞为主，可占白细胞计数的90%以上，有时脓细胞聚集呈块状物，此时涂片及致病菌培养多呈阳性；偶有首次腰穿正常，数小时后复查变为脓性；蛋白升高，可达1.0 g/L以上；糖含量降低，可低于0.5 mmol/L以下；氯化物含量亦降低。

3）细菌抗原测定

常用的方法有聚合酶链反应、对流免疫电泳法、乳胶凝集试验、酶联免疫吸附试验、放射免疫法等。

4）其他选择性的检查

血电解质、血糖、尿素氮、尿常规。

2. 胸部X线检查

化脓性胸膜炎患者的X线胸片对诊断有重要意义，可发现肺炎病灶或脓肿。

3.CT、MRI检查

病变早期CT或颅脑MRI检查可正常。有神经系统并发症时可见脑室扩大、脑沟变窄、脑肿胀、脑移位等异常表现。并可发现室管膜炎、硬膜下积液及局限性脑脓肿。增强MRI扫描对诊断脑膜炎比增强CT扫描敏感增强。MRI扫描时能显示脑膜渗出和皮质反应。采取合适的技术条件，能显示静脉闭塞和相应部位的梗死。

三、治疗

（1）细菌性脑膜炎的治疗主要是根据脑脊液涂片和培养找到细菌，再根据药物敏感试验选择有效的抗生素，及时治疗，争取减少后遗症的发生。还要对症处理高热，控制高热惊厥，降低颅内压，减轻脑水肿，使用激素减少颅内炎症粘连。

（2）抗生素对病毒性脑膜炎不起作用，应该加用抗病毒的药物。

（3）预防结核性脑膜炎最基本的方法是防止感染结核分枝杆菌，对小儿要做好预防接种，出生后即接种卡介苗，每隔 3～4 年复种，并避免接触有结核病患者。当患者出现反复低热、咳嗽不易治愈时，应到医院拍 X 线胸片，如确定为肺结核应彻底治疗，以防向脑部扩散。如果出现长期低热，精神状态发生改变，持续头痛、呕吐应到医院检查脑脊液，如果确诊为结核性脑膜炎，要彻底、正规地治疗，减少后遗症的发生。

四、护理要点

（一）一般护理

1. 高热的护理

保持病房安静、空气新鲜。绝对卧床休息。每 4 h 测体温 1 次，并观察热型及伴随症状，鼓励患者多饮水，必要时静脉补液，出汗后及时更衣，注意保暖。体温超过 38.5℃时，及时给予物理降温或药物降温，以减少大脑氧的消耗，并记录降温效果。

2. 饮食护理

保证足够热量摄入，按患者热量需要制订饮食计划，给予高热量、清淡、易消化的流质或半流质饮食，少食多餐，以减轻胃胀，预防呕吐的发生，注意食物的调配，增加患者食欲。频繁呕吐不能进食者，应注意观察呕吐情况并静脉输液，维持水、电解质平衡。监测患者每日热量摄入量，及时给予适当调整。

3. 日常生活的护理

协助患者洗漱、进食、大小便及个人卫生等生活护理；做好口腔护理，呕吐后帮助患者漱口，保持口腔清洁，及时清除呕吐物，减少不良刺激；做好皮肤的护理，及时清除大小便，保持臀部干燥，预防压疮的发生；注意患者安全，躁动不安或惊厥时防坠床及舌咬伤。

4. 心理护理

对患者及家属给予安慰、关心和爱护，使其接受疾病的事实，增强战胜疾病的信心。根据患者及家属的接受程度，介绍病情、治疗护理的目的与方法，使其主动配合。及时解除患者不适，取得患者及家属的信任。

（二）病情观察

监测生命体征，若患者出现意识障碍、瞳孔改变、躁动不安、频繁呕吐、四肢肌张力增高等先兆，提示有脑水肿、颅内压增高的可能。若呼吸节律不规则、瞳孔忽大忽小或两侧不等大、对光反射迟钝、血压升高，应注意脑疝及呼吸衰竭的存在。应经常巡视、密切观察、详细记录，以便及早发现，给予急救处理。

做好并发症的观察，如患者在治疗中发热不退或退而复升、呕吐不止、频繁抽搐，应考虑有并发症的存在，可做头颅 CT 扫描检查等，以期早确诊，及时处理。

（三）药物护理

做好抢救药品及器械的准备如吸引器、呼吸机、脱水剂、呼吸兴奋药、硬脑膜下穿刺包及侧脑室引流包等。

了解各种用药的使用要求及不良反应，如静脉用药的配伍禁忌；青霉素稀释后应在 1 h 内输完；高浓度的青霉素需避免渗出血管外，以防组织坏死；注意观察氯霉素的骨髓抑制作用，定期做血常规检查；静脉输液速度不宜太快，以免加重脑水肿；保护好血管，保证静脉输液通畅；记录 24 h 的出入量。

（四）健康指导

（1）注意加强体育锻炼，合理摄入营养，以增强体质，防止呼吸道感染。

（2）新生儿及儿童按要求积极实施计划免疫接种。

（3）早期综合治疗，减轻并发症和后遗症。

（4）有后遗症的患者，应对瘫痪肢体进行理疗、被动活动等功能锻炼，防止肌肉挛缩。对失语和智力低下者，应进行语言训练和适当教育。

（5）为患者讲解如何保护自己和预防外伤的措施。

（6）告诫患者如有头痛、呕吐等情况应及时来院就诊。

参考文献

[1] 毕清泉，张玲娟．重症监护学 [M]．上海：第二军医大学出版社，2014．

[2] 陈玉，孔蓓蓓，程璐．实用临床急危重症诊治与护理 [M]．北京：中国科学技术出版社，2017．

[3] 代月光．临床急危重症护理技术 [M]．北京：科学技术文献出版社，2021．

[4] 董红艳．急危重症护理学 [M]．郑州：河南科学技术出版社，2012．

[5] 费素定，李冬，李延玲．急重症护理：临床案例版 [M]．武汉：华中科技大学出版社，2015．

[6] 关红，冯小君．急危重症护理学 [M]．北京：人民军医出版社，2012．

[7] 侯希炎．急危重症救治精要 [M]．福州：福建科学技术出版社，2019．

[8] 胡宾，刘惟优，郑振东．临床急诊医学 [M]．北京：科学技术文献出版社，2014．

[9] 胡雪慧，任宁，张敏．临床常见急危重症急救预案与护理工作应急预案 [M]．西安：第四军医大学出版社，2017．

[10] 李敬秋，张华，宋先旭．实用临床疾病诊疗及护理 [M]．哈尔滨：黑龙江科学技术出版社，2011．

[11] 李丽君，赵晓静．急诊重症救治 [M].2 版．西安：陕西科学技术出版社，2016．

[12] 李延玲，张玉，刘爱云．急重症护理技术 [M]．沈阳：辽宁大学出版社，2013．

[13] 李志刚．急危重症诊断与处理 [M]．长春：吉林科学技术出版社，2018．

[14] 林雪清，季忠军，王晶，等．现代临床内科常见急危重症诊疗 [M]．天津：天津科学技术出版社，2010．

[15] 刘书祥．急重症护理 [M]．上海：同济大学出版社，2012．

[16] 马秀敏．常见急危重症诊疗与护理 [M]．北京：中国科学技术出版社，2010．

[17] 苗凤英．急危重症护理学 [M]．长春：吉林科学技术出版社，2019．

[18] 苗军华，刘辉，牛永杰，等．临床急危重症疾病诊治与护理 [M]．青岛：中国海洋大学出版社，2022．

[19] 阮春香，张亮，艾伟真，等．急危重症诊疗与护理 [M]．天津：天津科学技术出版社，2012．

[20] 上海市医学会，上海市医学会危重病专科分会．重症医学 揭开 ICU 的神秘面纱 [M]．上海：上海科学技术出版社，2018．

[21] 史铁英．急危重症临床护理 [M]．北京：中国协和医科大学出版社，2018．

[22] 孙亮，李炎，刘杰．重症医学临床护理实用手册 [M]．武汉：湖北科学技术出版社，2013．

[23] 谭进．急危重症护理学 [M]．北京：人民卫生出版社，2011．

[24] 田素斋，谭淑卓，张秀金，等．急危重症护理关键 [M]．南京：江苏科学技术出版社，2011．

[25] 田永明，廖燕．ICU 护理手册 [M]．北京：科学出版社，2015．

[26] 涂惠，朱剑．常见急危重症疾病临床护理思维导图 [M]．南昌：江西科学技术出版社，2020．

[27] 王晓军，许翠萍．临床急危重症护理 [M]．北京：中国医药科技出版社，2011．

[28] 王欣然，孙红，李春燕．重症医学科护士规范操作指南 [M].2 版．北京：中国医药科技出版社，

2020.

[29] 文若兰.急危重症护理学 [M].北京：中国协和医科大学出版社，2012.

[30] 谢红珍，周梅花.临床常见急危重症护理观察指引 [M].北京：人民军医出版社，2015.

[31] 杨海艳.临床内科危重病急救与护理 [M].北京：科学技术文献出版社，2020.

[32] 叶磊.急危重症常用护理评估工具与临床应用 [M].成都：四川科学技术出版社，2021.

[33] 张波.急危重症护理学 [M].上海：上海科学技术出版社，2010.

[34] 张培荣，杜金云，李安民.临床急危重症诊疗学 [M].石家庄：河北科学技术出版社，2012.

[35] 张松峰.急危重症护理学 [M].南京：江苏科学技术出版社，2011.

[36] 张喜锐，陈秀荣，李清敏.急危重症临床护理 [M].北京：军事医学科学出版社，2011.

[37] 张小德，阳桃鲜.实用危重症护理工作手册 [M].昆明：云南科技出版社，2014.

[38] 周英娜，杨惠芹，赵云兰.临床重症监护学 [M].北京：中医古籍出版社，2017.

[39] 朱秀勤，李帼英.内科护理细节管理 [M].北京：人民军医出版社，2015.

[40] 朱紫薇，李卓鹏，张迎军.临床常见急危重症诊治与护理 [M].长沙：湖南科学技术出版社，2022.